国家卫生和计划生育委员会"十二五"规划教材
全国高等医药教材建设研究会"十二五"规划教材
全国高职高专院校教材

供检验技术专业用

微生物学检验实验指导

第2版

主　编　段巧玲　李剑平

副主编　陈　菁　王海河　聂志妍

编　者（以姓氏笔画为序）

王　瑾（沧州医学高等专科学校）　　　郑风英（山东滨州职业学院）

王海河（哈尔滨医科大学）　　　　　　郑韵芳（福建卫生职业技术学院）

王燕梅（北京卫生职业学院）　　　　　胡生梅（襄阳职业技术学院）

甘晓玲（重庆医药高等专科学校）　　　段巧玲（重庆医药高等专科学校）

吕茂利（大庆医学高等专科学校）　　　聂志妍（上海健康职业技术学院）

刘　新（沈阳医学院）　　　　　　　　桂　芳（湖南医药学院）

孙运芳（山东医学高等专科学校）　　　夏乾峰（海南医学院）

李剑平（江西护理职业技术学院）　　　黄静芳（苏州卫生职业技术学院）

谷存国（漯河医学高等专科学校）　　　曹德明（黑龙江护理高等专科学校）

张加林（楚雄医药高等专科学校）　　　福　泉（内蒙古医科大学附属医院）

陈　菁（宁波卫生职业技术学院）

人民卫生出版社

图书在版编目（CIP）数据

微生物学检验实验指导 / 段巧玲，李剑平主编 . —2 版 .
—北京：人民卫生出版社，2015
ISBN 978-7-117-20334-0

Ⅰ. ①微… Ⅱ. ①段…②李… Ⅲ. ①微生物学 – 医学检
验 – 实验 – 高等职业教育 – 教学参考资料 Ⅳ. ①R446.5-33

中国版本图书馆 CIP 数据核字（2015）第 036106 号

| 人卫智网 | www.ipmph.com | 医学教育、学术、考试、健康，
购书智慧智能综合服务平台 |
| 人卫官网 | www.pmph.com | 人卫官方资讯发布平台 |

微生物学检验实验指导
第 2 版

主　　编：段巧玲　李剑平
出版发行：人民卫生出版社（中继线 010-59780011）
地　　址：北京市朝阳区潘家园南里 19 号
邮　　编：100021
E - mail：pmph @ pmph.com
购书热线：010-59787592　010-59787584　010-65264830
印　　刷：北京盛通印刷股份有限公司
经　　销：新华书店
开　　本：850×1168　1/16　印张：8
字　　数：220 千字
版　　次：2010 年 8 月第 1 版　　2015 年 3 月第 2 版
　　　　　2024 年 6 月第 2 版第 13 次印刷（总第 20 次印刷）
标准书号：ISBN 978-7-117-20334-0
定　　价：18.00 元
打击盗版举报电话：010-59787491　E-mail：WQ @ pmph.com
质量问题联系电话：010-59787234　E-mail：zhiliang @ pmph.com

　　《微生物学检验实验指导》是按照教育部有关高等职业教育的精神和医学检验行业人才培养要求而组织编写的，为《微生物学检验》（第4版）的配套教材。

　　本教材在编写中坚持"工学"结合的教改理念，坚持岗位和实践工作任务需要及"必需、够用"的原则，以突出理论知识的应用，满足岗位能力培养的需求为目的，结合培养目标，以及专业教学计划、教学大纲要求，对各个实验内容进行了精心的设计和编写。

　　教材中实验内容包括"微生物检验技术"、"项目检验"和"综合实训"3部分、13个实验内容。在编排顺序及内容上打破了传统的实验编排习惯，紧紧围绕微生物检验专业能力培养目标，从基本训练到综合训练，以满足行业实践的需要。其主要特点是：①各实验内容的编排按照先易后难，先基本检验技术后临床标本细菌学检验的顺序安排；②重点介绍了与微生物检验岗位有关的基本操作技能，努力做到岗位能力培养与行业工作任务相结合；③为了师生今后工作方便，书后附录了常用染色液、培养基配制及用途，常用的菌种保存方法。

　　本教材供医学检验技术专业使用。由于各地区各学校进行检验的项目有所不同，因此，编排实验内容时考虑到教材的代表性、兼容性和适用性，各校可根据其培养目标、当地临床实际和本校教学资源、未来学生需求等，选用不同内容进行教学。

　　本教材的编写得到了参编者单位领导和同行们的支持和帮助，在此致以衷心的感谢。由于本专业的教材改革尚在探索实践中，难免有欠缺之处，请前辈和广大师生在使用过程中不吝指正。

段巧玲

2015年2月

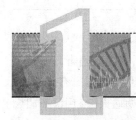 **模块一**

微生物检验技术

实验一 临床微生物检验基本要求

一、微生物实验室操作要求与规范

【实验目的】

1. 掌握 微生物实验室基本操作规则。

2. 熟悉 实验室生物安全意外应急处理原则;生物安全设备的操作;溢出污染的处理方法。

3. 应用 用于微生物实验活动、树立无菌观念和生物安全意识。

【实验内容】

1. 学习微生物实验室规则。

2. 学习实验室意外应急处理原则。

3. 学习生物安全设备的操作。

4. 实验室生物安全意外应急处理演练(模拟溢出污染的清除)。

【必备知识】

1. 实验室生物安全的概念 是指用于防止实验室发生病原体或毒素意外暴露及释放的防护原则、技术及实践。

2. 生物安全实验室操作技术规范 为防止病原微生物污染、扩散,必须严格按相应规范和要求进行实验操作。

3. 感染性物质的处理 感染性废弃物处理的首要原则是必须在实验室内通过高压蒸汽灭菌等措施清除污染后,方可丢弃。

【实验方法】

(一)学习微生物实验室(BSL-1、BSL-2)规则

在进行微生物实验活动时,会接触实验标本、培养物、带菌材料或器具,为防止实验室感染和保证实验活动能安全、顺利进行,必须遵守以下规则。

1. 实验前必须明确实验室生物安全相关要求,按《全国临床检验操作规程》进行规范操作。

2. 无关人员未经批准不得擅自进入实验室工作区。BSL-2 实验室门上应标有国际通用的生物危害警告标志,其下部应注明实验室的生物安全等级、实验室名称、负责人姓名和联系电话等有关信息。

3. 在实验室工作时,必须穿着合适的工作服或防护服。在进行可能接触到的血液、体液及其他具有潜在感染性的材料或感染性动物的操作时,应戴上合适的防护设备和手套。手套用完后,应先消毒再摘除,随后必须洗手。

4. 禁止将水、食物、食具等带进实验室工作区域。严禁穿着实验室防护服离开实验室工作区域。只有保证在实验室内没有受到污染的文件纸张才能带出实验室。

5. 以移液器或吸量管吸取液体,禁止口吸。严禁将实验材料置于口内。禁止舔标签。

1

6. 所有实验操作要按尽量减少微小液滴和气溶胶产生的方式来进行。

7. 每天工作结束后应消毒工作台面，具有潜在危害性的材料溅出后要随时消毒。并定期进行微生物实验室空气消毒处理。实验室设施、设备也要定期检查，以确保符合国家有关标准。

8. 在实验过程中，切忌使乙醇、乙醚、丙酮等易燃试剂接近酒精灯，如遇火险，用湿布阻燃灭火，必要时使用灭火器。

9. 实验材料（包括标本、培养物等）用完后不能随意倒入水槽或垃圾桶，必须经过灭菌处理后方可丢弃。

（二）学习实验室生物安全意外应急处理原则

1. 建立分级报告制度，发生突发事件时，根据事故的等级，逐级报告。

2. 出现溢出、事故以及明显或可能暴露于感染性物质时，应立即进行现场污染的妥善清除，并向实验室负责人报告，现场处理后及时详细记录事故处理过程。

3. 对暴露人员进行医疗监护和医疗咨询；对受伤者进行医疗处理和完整医疗记录。事故处理后，实验室负责人应向单位生物安全委员会作详细汇报，以便对事故作出危险评估，并提出下一步的对策。

4. 实验过程中，若发生细菌等潜在感染性物质溢出时，应立即用布或纸巾覆盖，然后由外围向中心倾倒消毒剂，作用适当时间（如 30 分钟）。然后将布、纸巾以及破损物品清理于盛放污染物的容器内。对溢出区域再次用消毒剂由外向内擦拭消毒。在所有这些操作过程中都应戴结实的手套。如果离心机正在运行时发生破裂或怀疑发生破裂，应关闭机器电源，让机器密闭 30 分钟使气溶胶沉积。所有破碎的离心管、玻璃碎片、离心桶、十字轴和转子都应放在无腐蚀性的、已知对相关微生物具有杀灭活性的消毒剂内。

5. 菌液误入口中，应立即吐入消毒容器内，并用 1∶10 000 的高锰酸钾或 3% 过氧化氢溶液（双氧水）漱口，必要时服用抗菌药物。污染手时，一般情况下，用普通肥皂和水彻底冲洗即可，高危时，可用 0.05%~0.1% 苯扎溴铵浸泡手消毒。实验台、生物安全柜等表面污染，常用 0.2%~0.5% 过氧乙酸或用含 1g/L 有效氯的次氯酸钠（高危时用 5g/L）进行消毒。

（三）生物安全设备操作

1. 生物安全柜　生物安全柜是用来保护操作者本人、实验室环境以及实验材料，避免受操作过程中可能产生的感染性气溶胶和溅出物的感染而设计的负压过滤排风柜。当处理感染性物质，或潜在空气传播的物质，或进行可能产生气溶胶的操作（如离心、研磨、剧烈摇动、超声破碎、打开有感染性或潜在感染性物质的容器等）时，应使用生物安全柜。

操作前应确认生物安全柜运行正常，并将工作所需物品放入柜中，避免双臂在操作中频繁横向穿过气幕而破坏气流。生物安全柜内放置的物品应按照从清洁区到污染区的方向进行，尽量放置在工作台后部的位置，不要阻挡柜内的空气格栅。使用时需提前 5~10 分钟打开风机，待安全柜内空气得到净化且气流稳定后再操作。在柜内应避免使用明火，接种环的灭菌可使用微型电加热灭菌器。操作完成后应至少让生物安全柜继续工作 5 分钟来完成"净化"的过程，然后使用适宜的消毒剂（如 70% 乙醇）擦拭柜内的台面和内壁。

2. 超净工作台　超净工作台是利用空气过滤装置排除工作区域中包括微生物在内的各种微小尘埃，从而满足微生物检验对操作区域洁净度的需求而设计的一种净化设备。

使用时打开紫外线灯照射 30 分钟后，启动送风机，10 分钟后即可操作。工作完毕后，停止送风机运行，应用消毒液清理工作台面，并打开紫外线灯，照射 15~30 分钟，最后关闭电源，并放下防尘帘。

3. 微型电加热灭菌器　微型电加热灭菌器采用红外线热能灭菌，因其使用方便、操作简单、无明火、不怕风、使用安全，可应用于生物安全柜、超净工作台等环境中进行微生物实验。适用于接种环、接种针等物品的灭菌。打开开关后 5~6 分钟，膛内温度达到 900℃，将接种环插

2

入腔内,3~4秒即可达到灭菌效果。

(四) 模拟生物安全事故(溢出污染环境)应急处理演练

1. 准备

(1) 消毒剂、菌液(已灭菌)、纸巾或抹布、硬的厚纸板、手套、防护服、锐器盒、废弃物处理容器。

(2) 模拟菌液污染实验台面的场景(角色扮演,人员分工)。

2. 处置方法

(1) 报告制度。

(2) 戴手套,穿防护服,必要时需进行脸和眼的防护。

(3) 用布或纸巾覆盖并吸收溢出物。

(4) 向纸巾上倾倒适当的消毒剂(如5%次氯酸钠溶液等),并立即覆盖周围区域。

(5) 使用消毒剂时,从溢出区域的外围开始,朝向中心进行处理。

(6) 作用适当时间后(如30分钟),将所处理物质清理掉。如果含有碎玻璃或其他锐器,则要使用簸箕或硬的厚纸板来收集处理过的物品,并将它们置于可防刺透的锐器盒中以待处理。

(7) 对溢出区域再次清洁并消毒(如有必要,重复3~6步)。

(8) 消毒浸泡污染材料后,将污染材料置于防漏、防穿透的废弃物处理容器中。

(9) 在成功消毒后,通知主管部门目前溢出区域清除污染工作已经完成。

(10) 提交事故现场处理过程记录。

3. 注意事项

(1) 注意选择合适消毒剂,消毒时间要充分。

(2) 注意对消毒操作者的防护。

二、微生物检验常用设备及用途

【实验目的】

1. 掌握 微生物检验常用设备的用途。

2. 熟悉 常用器材的清洗方法。

3. 应用 微生物实验设备的使用和安全操作。

【实验内容】

1. 认识微生物检验的常用设备及用途。

2. 认识微生物检验常用玻璃器材及其清洗方法。

【必备知识】

1. 细菌形态特征观察的常用工具 实验室常用光学显微镜、暗视野显微镜、荧光显微镜等来观察细菌的形态学特征。

2. 细菌接种与培养工具 接种工具包括接种环、接种针等;细菌经接种后,需置于适宜温度的培养箱内进行培养。

3. 物品灭菌设备 用于细菌检验的物品、材料通常需要进行灭菌。常用设备有高压灭菌器、干烤箱等。

【实验方法】

(一) 准备

1. 实验设备 显微镜、普通培养箱、二氧化碳培养箱、干烤箱、高压蒸汽灭菌器、接种环(针)等。

2. 玻璃器材 试管、平皿、三角烧瓶、定量刻度吸管、载玻片、凹玻片、量筒、量杯等。

(二) 步骤

1. 介绍常用实验设备（常用设备的展示，操作示教或小组演示）

（1）显微镜

1）普通光学显微镜：普通光学显微镜是观察细菌菌体染色性、形态和大小及标本直接镜检的基本设备。其基本构造主要分为机械部分（镜筒、镜臂、镜座、物镜转换器、载物台、调焦装置）和光学部分（目镜、物镜、聚光器、反光镜）（图 1-1）。

普通光学显微镜通常以自然光或灯光为光源，其波长约 0.4μm。在最佳条件下，显微镜的最大分辨率为波长的一半，即 0.2μm，而肉眼所能看到的最小形象为 0.2mm，故在普通光学显微镜下用油镜放大 1000 倍，可将 0.2μm 的微粒放大到 0.2mm，肉眼便可以看清。一般细菌大于 0.2μm，故用普通光学显微镜均能清楚看到。

2）暗视野显微镜：暗视野显微镜安装有特制的暗视野聚光器。暗视野聚光器的中央为不透光的黑色遮光板，光线不能直接射入镜筒，使视野背景黑暗无光。然而从聚光器四周边缘斜射到载玻片上细菌等微粒上的光线，通过散射作用而发出亮光，反射到镜筒内，故可以在黑暗的背景中看到发亮的菌体，明暗反差提高了观察的效果。暗视野显微镜主要用于未经染色的活菌和螺旋体的形态及动力观察。

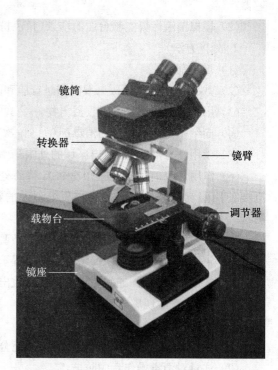

图 1-1 普通光学显微镜

3）荧光显微镜：目前多采用超高压汞灯作为光源，它能发射很强的紫外线或蓝紫光，足以激发各类荧光物质。激发滤光片装于光源和聚光器之间，可选择性使紫外线及蓝紫光通过，而激发荧光色素发出荧光。在物镜和目镜之间装有吸收滤光片，可吸收紫外线及蓝紫光，只让荧光通过，从而保护眼睛以便观察标本。细菌经荧光色素染色后，置于荧光显微镜下，即可在暗色的背景下看到发射荧光的细菌。荧光显微镜的观察须在暗室中进行。

（2）普通培养箱：是培养细菌的基本设备，主要有直热式培养箱和隔水式培养箱两种。直热式用电热丝直接加热；隔水式培养箱的恒温室被水箱包围，通电后，加热的是水，利用热水的温度使箱内恒温。这种培养箱温度的上升或下降较为缓慢，更适合于细菌培养。使用时，待箱内温度升至设定温度后，放入培养物。培养物不宜放置过挤，以便于热空气对流，无论放入或取出物品应随手关门，以免温度波动。

（3）二氧化碳培养箱：主要用于培养奈瑟菌、布鲁菌、嗜血杆菌等 CO_2 需求量较高的细菌，以及组织细胞培养等。其核心部分是 CO_2 调节器、温度调节器及湿度调节装置，一般温度调节范围为室温至 50℃，湿度在 95% 以上，CO_2 控制范围为 0%~20%。由于 CO_2 箱内湿度较高，必须经常处理以避免霉菌生长。

（4）电热恒温干燥箱：又称干烤箱，主要用于烘干洗净的物品或干热灭菌。电热恒温干燥箱主要由箱体、电热器和温度控制器三部分组成。箱体是由双层金属板制成的方形箱，夹层充以石棉或玻璃纤维等隔热材料，箱壁中装置电热线圈和鼓风机，箱外有温度计和自动温度控制器等装置，可自动调节箱内温度。

干热灭菌时，接通电源，打开风扇，当温度升至 100℃ 时停止鼓风。继续加热至 160℃，维持 2 小时,关闭电源,待温度自动下降至 50℃ 以下再开门取物。由于干热灭菌温度较高,因而不适用于不耐高温的物品(如塑料制品等)。

(5)高压蒸汽灭菌器:高压蒸汽灭菌器是一个能密闭、耐高温和高压的金属容器。因容器密闭,产生的蒸汽不能外溢,导致锅内压力增高,温度也随之升高,杀菌力也随之增强。高压蒸汽灭菌器上装有可显示内部温度和压力的温度计和压力表,以及排气阀、安全阀,以调节器内压力和保障安全。高压蒸汽灭菌法是目前最有效和可靠的灭菌方法,凡耐高温、耐高压的物品(如培养基、生理盐水、医疗器械、纱布、敷料和隔离衣等)都可用本法灭菌。

用法及注意事项:①手提式和直立式高压蒸汽灭菌器,用时须加适量水至容器内,放入待灭菌物品后,盖好盖门并将螺旋拧紧。加热,待器内压力升至 34kPa 时打开排气阀,使器内冷空气完全排除。②蒸汽压力上升至 103.4kPa,温度约为 121℃ 时开始计算时间,持续 15~30 分钟。③灭菌完毕,须关闭电(热)源或蒸汽阀门,待其压力自然下降至零时,方可开盖。④灭菌物品放入时,不要塞得过紧,下排式灭菌器的装载量不得超过柜室内容量的 80%,预真空灭菌器的装载量不得超过柜室内容积 90%,且不得小于柜室容积的 10% 和 5%。⑤灭菌效果的监测方法可采用生物或化学的方法,常用嗜热脂肪芽胞杆菌作为生物监测指标。

(6)冰箱和冷藏柜:主要用于储存培养基、菌种、诊断血清、药物等。实验室应备有 4℃ 冷藏和 -20℃ 冷冻功能的普通冰箱,供日常使用。有条件的实验室最好配备 -70℃ 的超低温冰箱,可供菌株的长期保存。实验室应建立每日查看和记录冰箱温度的制度。

(7)接种环(针):接种环(针)是细菌接种最常用的工具。它们均由三部分组成,即环(针)、金属柄和绝缘柄三部分(图 1-2)。其环(针)部分由易于传热又不易生锈且经久耐用的镍铬合金或白金丝制成(亦可用电炉丝代替)。接种针长 5~8cm,若将其前端弯曲成直径为 2~4mm 密闭的正圆形即成接种环。使用之前先用酒精灯将接种环(针)烧红灭菌,冷却后蘸取标本或细菌培养物。操作完毕,接种环(针)要再次烧灼灭菌。

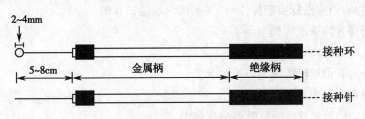

图 1-2　接种环和接种针的结构

2. 认识常用玻璃器材(展示各规格器材)

(1)试管:常用于制备液体、半固体和固体斜面培养基以及生化反应、血清学试验等。常用试管有下列几种:7.5mm×100mm、8.5mm×150mm、10mm×130mm、10mm×150mm。

(2)平皿:是制备琼脂平板必须用的器皿,常用的平皿大小有 Φ60mm、Φ90mm 等,药敏试验纸片琼脂扩散法应使用 90mm 以上直径的平皿。

(3)三角烧瓶:多用于贮藏培养基和生理盐水等溶液。

(4)移液管或刻度吸管:用于定量吸取小量液体,现多用可调式移液管和一次性的无菌塑料吸管作为移液辅助器进行加样。

(5)载玻片、凹玻片及盖玻片:普通载玻片大小为 75mm×25mm,用于微生物涂片、染色,作形态观察等。凹玻片供制作悬滴标本用。盖玻片用于覆盖载玻片和凹玻片上的液体标本。

(6)量筒、量杯:常用于液体的量取。不宜装入过热的液体,以防破裂。

3. 玻璃器材的清洗　清洁的玻璃仪器是用蒸馏水洗涤后,其内壁明亮光洁,无水迹附着。

(1)新的玻璃器皿:因含有游离碱,需先用自来水初步冲洗,然后在 2% 盐酸内浸泡数小时,再用自来水和蒸馏水冲洗干净,晾干备用。

（2）用过的玻璃器材：①未被病原微生物污染的玻璃器材：用毛刷和去污粉内外刷洗，再用清水冲洗干净备用；②已被病原微生物污染的玻璃器材：必须先进行高压蒸汽灭菌处理，再用5%热肥皂水洗刷，最后用清水冲净；③吸管：将吸管置于3%甲酚皂溶液内浸泡24小时，再用肥皂水洗涤一次，最后以清水冲洗干净；④试验后的载玻片及盖玻片：先经消毒液浸泡6~8小时，放入5%肥皂水中煮沸1分钟，然后用肥皂水刷洗并用清水冲净，最后用95%乙醇浸泡，拭干备用；⑤含油脂的玻璃器材：应单独进行高压蒸汽灭菌，以免污染其他玻璃器皿。趁热倒去污物后，倒置于铺有吸水纸的铁丝筐内，100℃干烤30分钟，取出后放入5%碳酸氢钠水中煮两次，最后用肥皂水刷洗干净，再用清水冲洗后待干备用。

（王燕梅）

【练习题】

（一）单项选择题

1. 一般检查细菌形态最常用的显微镜是
   A. 荧光显微镜 　　　　　　B. 暗视野显微镜 　　　　　　C. 电子显微镜
   D. 普通光学显微镜 　　　　E. 相差显微镜

2. 实验过程中，盛有细菌的器皿意外破损，以下处理方式不正确的是
   A. 用纸巾覆盖
   B. 倒上消毒液
   C. 作用30分钟
   D. 用于清理的纸巾用后放入簸箕里
   E. 操作过程应戴结实的手套

3. 手提式高压蒸汽灭菌器排除冷空气时，蒸汽压力需上升至
   A. 34kPa 　　　B. 55kPa 　　　C. 69kPa 　　　D. 103kPa 　　　E. 137kPa

4. 在微生物实验室进行实验操作时，下列哪一项是错误的
   A. 不得将食物带进实验室
   B. 可以在实验室内饮水
   C. 实验后必须用消毒剂消毒手和台面
   D. 必须穿实验服进工作区域
   E. 实验完毕后离开实验室时要整理台面

5. 下列不属于灭菌用的器材或设备是
   A. 冰箱 　　　　　　　　　B. 手提式高压蒸汽灭菌器 　　　C. 酒精灯
   D. 直立式高压蒸汽灭菌器 　E. 电热恒温干燥箱

（二）多项选择题

1. 菌液误入口中，应选用什么漱口
   A. 1 : 10 000 高锰酸钾溶液 　　B. 3%过氧化氢溶液 　　C. 1%~2%甲酚皂溶液
   D. 2%~5%甲酚皂溶液 　　　　　E. 75%乙醇溶液

2. 手表面被污染时，处理的方法有
   A. 肥皂和清水冲洗
   B. 用杀菌肥皂完全涂抹全手
   C. 消毒时间不应少于10秒
   D. 2%甲酚皂溶液浸泡手10分钟
   E. 30%过氧化氢溶液浸泡手10分钟

（三）案例分析

某实验室工作人员在使用生物安全柜时，将玻璃视窗升至约40cm高，为了取物方便，该工

作人员将物品集中摆放柜内的前面，且挡住了空气格栅。操作过程中，有多次从外取物现象。操作完毕后，将物品从柜内取出，降下玻璃视窗，随即关闭电源。请你分析一下，该工作人员是否正确使用生物安全柜？如认为他操作不正确，请指出问题所在。

实验二　微生物镜检技术

一、光学显微镜油镜的使用与维护

【实验目的】

1. 掌握　光学显微镜油镜的使用和标本观察。
2. 熟悉　油镜常规维护。
3. 应用　用于微生物形态学观察、鉴定。

【实验内容】

1. 光学显微镜油镜操作。
2. 光学显微镜维护。

【必备知识】

1. 微生物大小　由于微生物个体微小，不能用肉眼直接看到个体，要观察它们的形态、结构，需用显微镜放大较高的倍数才得以观察清楚。

2. 油镜成像原理　在普通光学显微镜通常配置的物镜中，油镜的放大倍数较高，而镜头很小，所需的光照强度却很大，但是由于空气和玻璃的折射率不同，当光线在不同密度的介质（玻片→空气→油镜）中传递时，一部分光线因发生折射而散失，从而进入物镜的光线相对较少，导致视野较暗，物镜的分辨率降低，标本图像观察不清。如果在油镜与载玻片之间滴加与玻璃折射率（n=1.52）相近的香柏油（n=1.515），可减少因折射而散失掉的光线，进入物镜的光线增多，从而使视野亮度增强，物像清晰。

【实验方法】

（一）准备

1. 示教片　金黄色葡萄球菌、大肠埃希菌革兰染色标本片（教师可根据实际情况选用其他标本）。

2. 仪器　光学显微镜。

3. 其他　香柏油、乙醚、拭镜纸等。

（二）步骤

1. 油镜的使用

（1）采光：将显微镜平放于实验台上，低倍物镜对准聚光器，聚光器上升至最高处，将聚光器下方的光圈完全打开，眼睛移至目镜，调节反光镜采光直至视野里获得适宜亮度。若是以日光灯作为光源，可用反光镜的凹面镜；若以自然光线作为光源，则用反光镜的平面镜；若使用电光源的显微镜，则打开电源开关，通过底座上的螺旋调节亮度。

（2）固定：将已涂布标本的载玻片置于载物台上，用标本夹固定，移动推进尺并将欲检查的标本部分移至物镜正下方。先用低倍镜找到标本的位置，并移至视野中心，然后上升镜筒，旋转物镜转换器，使油镜镜头对准标本。

（3）滴油：在载玻片上滴加1滴香柏油，眼睛从侧面观察油镜，并慢慢旋动粗螺旋使油镜下降，直至油镜镜头刚好浸于香柏油中，但切勿将镜头与标本玻片接触，以免镜头或玻片被损伤。

（4）调焦：注视目镜，一边观察视野，一边慢慢旋动粗螺旋，使镜头缓缓下降（或载物台缓慢上升）直至视野中看到模糊物像时，再换用微调螺旋，缓缓旋动直至出现清晰物像。若调节过程中导致镜头离开香柏油面,则重复上述操作。在观察标本时,应两眼同时睁开。

（5）观察:先期浏览镜下多个视野,了解镜下整体染色、细菌形态基本状况,然后选择涂片分布均匀的视野观察结果。

（6）清理:观察结束后,将镜筒升高,从载物台上取下标本玻片,即刻用拭镜纸轻轻拭去镜头上的香柏油。若油已干,可用拭镜纸蘸取少许乙醚擦拭镜头,接着再用干净的拭镜纸擦去镜头上残留的乙醚。

2. 显微镜的维护

（1）显微镜搬动要求:搬动显微镜时,应一手托稳镜座,一手紧握镜臂,轻拿轻放,以防显微镜碰撞或摔坏。

（2）油镜维护:显微镜的镜头应保持清洁,勿使油污或灰尘附着。当镜头不干净时,用拭镜纸轻轻擦拭,若有油污,则将拭镜纸蘸少许乙醚擦拭镜头。

（3）显微镜使用后回位要求:使用完显微镜后,应将物镜转成"八"字形,即物镜不与载物台垂直,同时下降聚光器,避免物镜与聚光器碰撞。关闭显微镜灯源(非电光源显微镜则竖起反光镜),套上镜罩或放入镜箱内防尘。

（4）零部件保护:不能随意拆卸显微镜的任何部件,以防损坏。

（5）存放要求:平时放置显微镜时,应注意保持通风、干燥、防晒、防霉,避免与有腐蚀性的物品接触。

（三）正常结果

油镜下观察,视野中物像清晰,亮度适宜。

（四）注意事项

1. 显微镜平放　显微镜应平放于实验台上。使用油镜时,切忌将载物台倾斜,以免香柏油流出而对载物台造成污染。

2. 调焦过程轻缓　在调焦时,应使镜头缓缓下降(或载物台上升),在镜头渐渐远离玻片的过程中(不能脱离油面)寻找清晰物像。若反向操作,应防止镜头向玻片靠近的过程中压碎玻片,导致镜头损伤。

3. 油镜保养　使用显微镜时,切勿用手指去擦抹镜头,也不能使用非油镜头以外的其他物镜镜头浸入香柏油中。

【实验结果】

1. 显微镜调试结果的考核　学生调试油镜观察标本片,教师检查学生调试后镜下物像状态是否清晰,亮度适宜。

2. 观察并绘图　在实验报告上绘出视野中的标本图像并在图下注明所观察标本的名称。

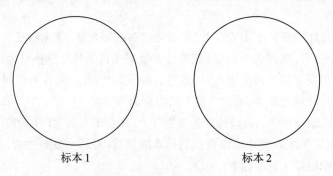

标本1　　　　　　　　　　标本2

二、革兰染色技术

【实验目的】

1. 掌握　细菌革兰染色技术。

2. 熟悉　细菌染色制片技术。

3. 应用　用于鉴定细菌,协助临床了解细菌的致病性、选择抗菌药物。

【实验内容】

1. 细菌染色制片技术。

2. 细菌革兰染色技术。

【必备知识】

1. 细菌细胞壁结构特征　细菌经革兰染色后分成革兰阳性(G^+)菌和革兰阴性(G^-)菌两大类,它们有共同的细胞壁内层结构肽聚糖,但外层结构所含成分不同,因此,在与染料的亲和力、染色性、致病、免疫方面表现出不同反应。

2. 革兰染色原理　细菌经结晶紫初染、卢戈碘液媒染后,在细胞壁内形成了结晶紫 - 碘复合物,革兰阳性菌由于细胞壁厚、类脂含量低、肽聚糖层次多且呈致密网状结构,当用 95% 乙醇脱色后,细胞壁因脱水反而使肽聚糖网孔缩小、透性降低,因此能把结晶紫 - 碘复合物牢牢留在壁内,呈现出初染液的蓝紫色;而革兰阴性菌由于细胞壁薄、类脂含量高、肽聚糖层次少且较疏松,在脱色时,以类脂为主的外膜易被乙醇溶解,薄而松散的肽聚糖网无力阻挡结晶紫 - 碘复合物向外溶出,初染液的蓝紫色被洗脱出来,因此菌体呈无色,再经沙黄或稀释复红染液复染后,使革兰阴性菌呈现出复染液的红色。

【实验方法】

(一) 准备

1. 标本　培养 18~24 小时的金黄色葡萄球菌、大肠埃希菌悬液或菌落(也可根据实际情况选用其他标本)。

2. 试剂　生理盐水、结晶紫染液、卢戈碘液、95% 乙醇、沙黄或稀释复红染液。

3. 工具　载玻片、接种环、酒精灯、普通光学显微镜、香柏油等。

(二) 步骤

1. 制片

(1) 涂片:取一张洁净的载玻片,在玻片中央滴一小滴生理盐水,将接种环置于酒精灯火焰中烧灼灭菌,待冷却后挑取细菌菌落少许,均匀涂布于生理盐水中,并研磨均匀成直径 1~1.5cm 的菌膜。若取菌悬液标本涂片,则不需加生理盐水,直接用灭菌的接种环取菌液 1~2 环,于载玻片中央均匀涂抹制成菌膜。有菌的接种环需经灭菌后方可放回原处。

(2) 干燥:将涂片置室温自然干燥,也可将菌膜面向上,在酒精灯火焰上方的热空气中微微加热烘干,但切勿靠近火焰,以免标本烤焦。

(3) 固定:用玻片夹或手夹住载玻片一端,干燥的涂片面朝上,在酒精灯火焰的外焰上来回匀速通过 3 次,以杀死细菌并使菌体较牢固地黏附于载玻片上,不至于在染色过程中被染液和水冲掉。

2. 革兰染色

(1) 初染:在制好的涂片上滴加结晶紫染液(以刚好覆盖菌膜为宜),染色 1 分钟,水洗,去除多余水分。

(2) 媒染:滴加卢戈碘液,染色 1 分钟,水洗,去除多余水分。

(3) 脱色:滴加 95% 乙醇,轻轻晃动玻片,使其脱色,需 10~30 秒至无紫色脱出为准。水洗,去除多余水分。

(4) 复染:滴加沙黄或稀释复红染液,复染 30 秒,水洗,用滤纸吸干或自然干燥。

3. 镜检　待标本干燥后,置于显微镜油镜下观察染色结果,辨认细菌的形态、大小、排列、染色性,以及某些特殊结构等指标。

（三）正常结果

着色均匀，革兰阳性（G⁺）菌呈紫色，革兰阴性（G⁻）菌呈红色。

（四）注意事项

1. 染色时，最好选用培养 12~18 小时（对数期）的细菌，此时细菌的形态典型。

2. 若挑取菌液，需先将菌液摇匀，以免细菌沉于管底而使挑取的菌量过多或过少；若挑取菌落，生理盐水及取菌量不宜过多。涂片尽量均匀，菌膜不宜过厚。

3. 染色固定时温度不宜过高，防止高热引起细菌蛋白质变性，形态发生变异。

4. 染色时，染液以覆盖标本为宜，不宜过多。

5. 染色各环节均要严格掌握好时间，尤其是乙醇脱色环节，应根据菌膜厚薄、室温等因素掌握适当时间，否则会影响染色结果。

6. 水洗时，将玻片倾斜，以细小水流冲于玻片上端，使水流沿玻片斜面流下，切忌将水流直冲菌膜部位，以免菌膜脱落。

7. 染液最好新鲜配制使用，防止污染，勿使用陈旧染液，以免影响结果。

【实验结果】

1. 观察、记录

（1）将革兰染色后的标本玻片置于油镜下观察，菌体被染成紫色的为革兰阳性（G⁺）菌，染成红色的为革兰阴性（G⁻）菌。用彩色笔绘出显微镜下所见细菌的形态、排列方式、所染颜色。

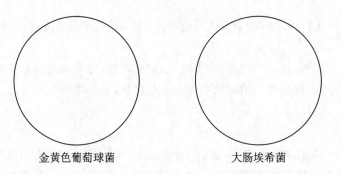

金黄色葡萄球菌　　　　　　　　　　大肠埃希菌

（2）根据染色后镜下观察的结果，填写表 2-1。

表 2-1　染色后镜下观察结果

标　本	镜下形态	细菌颜色	革兰染色性
大肠埃希菌			
金黄色葡萄球菌			

2. 结果分析及报告（报告两菌革兰染色结果）。

三、不染色标本压滴法检查

【实验目的】

1. 掌握　不染色压滴法操作。

2. 熟悉　影响压滴法结果观察的因素。

3. 应用　观察细菌的动力；检查多细胞真菌的孢子和菌丝形态。

【实验内容】

压滴法检查细菌动力。

【必备知识】

1. 细菌的鞭毛及其观察法　鞭毛是细菌的运动器官，可以通过鞭毛染色或不染色方法检查之。

2. 细菌不染色标本观察　是指细菌标本不进行染色，直接用显微镜观察活体细菌，多用于判断细菌动力。不染色检查有压滴法和悬滴法，两法所用玻片不同，但结果观察方式一样。有动力者，可见细菌发生方向性位移；无动力者，可见细菌因水分子撞击而在原位颤动，为布朗运动（分子运动）。有动力，间接说明该菌有鞭毛。

【实验方法】

（一）准备

1. 标本　铜绿假单胞菌、葡萄球菌菌悬液或菌落。

2. 试剂　生理盐水。

3. 工具　载玻片、盖玻片、接种环、酒精灯、普通光学显微镜、镊子等。

（二）步骤

1. 制片　取 1 张洁净的载玻片，加一滴生理盐水于玻片中央，将接种环在酒精灯火焰上烧灼灭菌，待冷却后挑取标本菌落少许至生理盐水中，涂抹制成均匀菌液；若取菌悬液，则用灭菌接种环直接取菌液 2~3 环于玻片中央。带菌的接种环在火焰上灭菌后放回原处。

2. 放盖玻片　用镊子取一盖玻片，覆盖于菌液上。放置时，先使盖玻片的一边接触菌液边缘，然后缓慢放下，轻压盖玻片，排出气泡。

3. 观察　置于光学显微镜下观察。先以低倍镜找到欲观察范围，再换用高倍镜来观察细菌是否运动。

（三）正常结果

有动力者，细菌发生位移运动，即动力阳性（+）；无动力者，细菌发生布朗运动，即动力阴性（-）。

（四）注意事项

1. 制片时挑取的菌量应适当，防止溢出污染操作台面。

2. 制片完成后应尽快观察，避免水分蒸发影响结果观察。

3. 放盖玻片时，应沿菌液边缘缓慢放下，避免产生气泡，给镜下观察造成不便。

4. 镜下观察时光线不宜过亮。可通过调节光圈大小和聚光器上下位置来控制光线亮度，以达到最佳效果。

5. 不染色标本镜检中，采用的是活体细菌，因此操作时应注意防止菌液外溢污染环境及引起感染，用过的标本应消毒处理后方可丢弃。

6. 观察时，注意区别水流带动的运动与细菌本身的运动。

7. 压滴法操作时应注意室温，菌液培养时间。温度低，细菌动力下降，故气温较低时，操作应快。衰老菌动力下降，因此最好用培养 8~10 小时的培养物做试验。

【实验结果】

1. 观察、记录　通过镜下观察，描述两个标本细菌的运动方式，并判断其动力（表 2-2）。

表 2-2　两个标本细菌的运动方式及动力判断

标本	运动方式	动力结果（+/-）
铜绿假单胞菌		
葡萄球菌		

2. 结果分析及报告（报告两菌压滴法检查结果）。

（甘晓玲）

【练习题】

（一）单项选择题

1. 观察细菌的形态时,应使用光学显微镜的

 A. ×50 高倍镜   B. ×10 低倍镜   C. ×100 油镜

 D. ×40 低倍镜   E. ×80 高倍镜

2. 用油镜观察微生物,主要是因为与其他物镜相比,油镜的

 A. 光线传播介质不同   B. 放大倍数不同   C. 镜头大小不同

 D. 光线强弱不同   E. 透镜厚薄不同

3. 为了在显微镜油镜下获得清晰的物像,在调节焦距时应该

 A. 加香柏油

 B. 加乙醚

 C. 加二甲苯

 D. 加生理盐水

 E. 无需滴加任何液体,直接用油镜调节观察

4. 革兰染色后光镜下观察的指标不包含哪项

 A. 细菌的荚膜   B. 细菌的鞭毛   C. 染色性

 D. 细菌的排列   E. 细菌的形态

5. 影响革兰染色结果的关键步骤是

 A. 初染 B. 媒染 C. 脱色 D. 复染 E. 镜检

6. 压滴法主要用于观察

 A. 细菌动力   B. 细菌形态   C. 细菌染色性

 D. 细菌结构   E. 细菌大小

7. 下列与细菌运动有关的结构是

 A. 细胞壁 B. 鞭毛 C. 菌毛 D. 荚膜 E. 芽胞

（二）案例分析

1. 李同学在使用油镜观察枯草杆菌的形态时,眼睛一直注视目镜,并通过转动粗螺旋使油镜头从载物台上方约 1cm 处下降至香柏油面,再调节细螺旋直至物像清晰呈现。观察结束后,他取下玻片,将镜头转成"八"字形,套上镜罩,将显微镜置于镜箱内存放。

（1）请你对李同学油镜操作的正确性进行判断,并说明理由。

（2）油镜使用时为什么需加香柏油?

2. 小王在对大肠埃希菌进行革兰染色后,置于油镜下观察,视野中菌体致密、分布不均,有很多菌体重叠在一起,无法很清楚地观察到菌体的形态,且大多数菌体呈红色,有少部分呈紫色。试分析导致该实验结果出现的原因。

实验三　细菌接种与培养技术

【实验目的】

1. 掌握　无菌操作技术、细菌接种技术和培养技术。

2. 熟悉　常用培养基的配制、细菌在培养基中的生长现象。

3. 应用　从标本中分离培养及鉴定细菌。

【实验内容】

1. 培养基制备技术。

2. 无菌操作技术。

3. 细菌接种技术。

4. 细菌培养技术。

【必备知识】

1. 培养基及其作用　培养基就是人工配制的、适合细菌生长繁殖的营养基质,须经灭菌后才可使用。

2. 无菌操作的意义　微生物广泛分布于自然界、人体体表以及与外界相通的腔道。细菌检验过程中,严格进行无菌操作,可防止环境或人体的微生物污染操作对象(标本或实验材料等),同时也可防止操作对象中的微生物对环境造成污染,甚至对操作人员造成感染。

3. 细菌分离培养的基本原理　运用适宜的方法(如平板划线法)使标本中待分离的细菌尽量分散呈单个,从而在琼脂平板表面生长形成单个的细菌集团,即菌落。

4. 细菌生长繁殖的基本条件　细菌的生长繁殖需要充足的营养、适宜的温度、合适的酸碱度、必要的气体环境,不同细菌需要的条件不尽相同。

【实验方法】

（一）准备

1. 接种工具　接种环、接种针。

2. 菌种　大肠埃希菌、金黄色葡萄球菌等(可根据实际情况选用菌种)。

3. 培养基　自制肉膏汤培养管、半固体琼脂培养基、普通琼脂平板、普通琼脂斜面等。

4. 其他　酒精灯、恒温培养箱等。

（二）步骤

1. 培养基制备技术

（1）培养基制备的基本流程:培养基种类虽多,但各种培养基配制的方法和流程基本相似,即包括调配、溶化、调节 pH、过滤、分装、灭菌、鉴定及保存等步骤。

1）调配:按培养基的配方准确称取各种原料于适当容器中,某些物质如指示剂、琼脂应在pH 调节适当后方可加入。

2）溶化:加入适量蒸馏水,加热溶解,并用玻棒搅拌均匀,同时要防止加热过程中液体外溢。待原料溶解完全后,需补足蒸发掉的水分。

3）调节 pH:用酸度计或 pH 试纸测试培养基的酸碱度,根据培养物对 pH 的要求,用 NaOH 或 HCl 溶液调节至适宜的 pH。一般培养基调节至 pH7.4~7.6,也有个别微生物需酸性或碱性的培养基。由于培养基经高压灭菌后,pH 会降低 0.1~0.2,故在调节 pH 时应比实际需要的 pH 高 0.1~0.2。

4）过滤:培养基中往往含有杂质或沉淀,需过滤澄清后方可使用。液体培养基直接用滤纸过滤;半固体或固体培养基可用两层纱布夹薄层脱脂棉趁热过滤。若培养基量较大,可采用自然沉淀法。

5）分装:根据需要将过滤后的培养基分装于适当的容器中。若是制作半固体或斜面培养基,则分装于试管中;若是制作平板或液体培养基,则分装于锥形瓶中。分装完毕后,须用硅胶塞或棉塞堵住管口或瓶口,再用牛皮纸包扎,以备灭菌。

6）灭菌:根据培养基的成分、化学性质等选用适当的方法进行灭菌,以保证灭菌效果的同时又不破坏培养基中的营养成分。常用的灭菌方法有高压蒸汽灭菌法和间歇灭菌法。

7）鉴定:灭菌的培养基经无菌检查、效果检测后,符合要求则可备用。

8）保存:将制备好的培养基注明名称、配制日期等,置于 4℃冰箱保存,要注意防止培养基干涸、变质和污染。

（2）培养基质量检查:培养基是微生物人工培养、鉴定等实验中不可缺少的物质基础,它的质量直接影响实验结果的准确度。为了确保所配制的培养基符合实验标准,须对培养基进行质量检查后方可使用。

1）无菌试验：随机抽样适量配制完成并已灭菌的培养基，置于37℃温箱培养24~48小时，观察结果，若培养基中无菌生长，则为合格；反之则不合格。

2）效果检测：将已知的标准菌株接种在被检培养基上，置于37℃温箱培养18~24小时，观察结果，若菌种能生长并表现出典型生长特征，则培养基符合要求。

（3）常用基础培养基配制：按培养基配方配制肉膏汤培养管、半固体琼脂培养基、普通琼脂等（配方见附录2）。

2. 无菌操作技术　细菌接种与培养过程中，为保证无菌操作，应遵循下述要求。

（1）细菌接种应在无菌室、超净工作台、生物安全柜或酒精灯火焰附近进行。无菌室、超净工作台、生物安全柜在使用前后需用紫外线灯照射消毒。

（2）操作人员应穿着洁净工作服，戴一次性无菌帽、口罩；操作后，应用消毒剂浸泡洗手，操作台应消毒处理。

（3）微生物检验所用的物品如玻璃器皿、硅胶塞或棉塞、培养基等均需严格灭菌后方可使用，使用过程中不能与外界未消毒的物品（如操作台面、操作者皮肤等）接触，不能长时间暴露在空气中。已打开的无菌物品如培养皿，即使未使用也不能再放回，需再次灭菌后方可使用。

（4）无菌试管、烧瓶等带有硅胶塞或棉塞的容器在开塞之后及塞回之前，管（瓶）口须在火焰上来回通过2~3次，以杀死可能附着于管（瓶）口的细菌。

（5）接种环（针）在每次使用前，须彻底烧灼灭菌，待冷却后再接种以免烫死菌种；接种后，亦需烧灼灭菌后方可放回。

（6）实验中用过的器具、实验废弃物，均须作灭菌处理后方可丢弃或归放，以免造成环境污染。

3. 细菌接种技术　将细菌标本或培养物移种至适当培养基的过程即为接种，其基本程序是：接种环（针）烧灼灭菌→待冷却后→蘸取细菌标本→进行接种（不同的方法此步骤略有不同）→接种环（针）烧灼灭菌。

（1）接种环（针）的握持方法及无菌操作训练

1）握持接种环：右手拇指、食指、中指握持接种环，从下至上烧灼接种环变红为止，同时接种柄下1/3应在火焰上来回滚动烧灼3~5次即可。

2）左手持菌种试管的中下部或管底部（以能见试管中的液体为宜）。

3）右手掌心与小指、无名指夹持菌种管的棉塞，烧灼菌种管口，用已灭菌的接种环挑取一环菌液。

4）在火焰上烧灼菌种管的管口，塞回试管塞，归放菌种管。

5）左手取液体培养基试管，右手小指、无名指夹持其管塞。

6）将已蘸取菌液的接种环（针）插入培养基液面，轻轻摇动（挑取菌落时，需先在近培养基液面的内管壁涂抹后再轻摇动接种环）。

7）取出接种环（针），烧灼培养基试管管口，塞回试管塞，归放试管，待培养。

8）在火焰上烧灼接种后的接种环（针），从上至下，烧至接种环变红为止，归放。

（2）接种方法：根据标本性质、培养基种类、培养目的等，可选择不同的接种方法。

1）平板划线接种法：标本中混杂的多种细菌通过在平板上划线可被分散开，并生长繁殖形成单个菌落，以获得纯培养，为进一步鉴定细菌提供条件。

连续划线法：此法适用于含菌量较少的标本。方法是：①右手持接种环，烧灼灭菌并冷却后，挑取少量细菌标本；②左手持平板，打开平皿盖（平皿盖与平皿底成45°~50°），轻轻地于平板培养基表面任一边缘处密集涂布（原始区）；③将接种环与平板保持30°~40°角，运用腕力以"Z"字形在培养基表面来回作不重叠连续划线，直至划完整个平板（图3-1），注意线与线之间的距离不宜太近或太远；④接种完成后，接种环（针）烧灼灭菌并归放。

分区划线法：此法适用于杂菌量较多的标本。方法是：①用已烧灼灭菌的接种环挑取少量细菌标本，在平板培养基表面任一边缘处涂抹，再以"Z"字形不重叠连续划线作为第一区，其范围不超过平板的1/4；②将平板旋转适当角度，烧灼灭菌接种环，待冷却后于第二区以相同方法再作连续划线，在开始划线时与第一区的划线相交数次；③将接种环烧灼灭菌，继续按上述方法，分别划出第三区或第四区（图3-2）；④接种完成后，接种环（针）烧灼灭菌并归放。

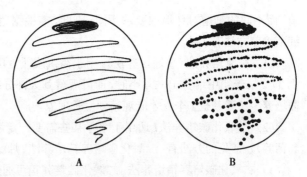

图3-1 平板连续划线法示意图
A.平板连续划线法 B.培养后菌落分布

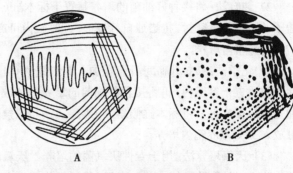

图3-2 平板分区划线法示意图
A.平板分区划线法 B.培养后菌落分布

2）液体接种法：适用于肉膏汤、糖发酵管等液体培养基的接种。其方法是：①右手持接种环（针），烧灼灭菌后沾取菌落或细菌的液体培养物；②左手持装有液体培养基的试管，右手掌与小指（或小指与无名指）夹取试管硅胶塞或棉塞，将试管口迅速通过火焰灭菌；③将沾有细菌的接种环（针）伸进倾斜的试管内，在接近液面的内管壁上轻轻研磨；④取出接种环并烧灼灭菌，两试管口再次通过火焰灭菌，将硅胶塞或棉塞塞回试管；⑤直立试管，菌种即混合于液体培养基中（图3-3）；⑥接种完成后，接种环（针）灭菌并归放。

3）琼脂斜面接种法：方法与液体培养基接种法相似：①右手持接种环（针）烧灼灭菌后沾取适量菌种；②左手握持斜面培养基管，培养基斜面朝上，取下试管塞，管口经火焰灭菌。将沾取有菌种的接种环（针）伸进斜面培养基管内，先从斜面的底端轻轻向上划一直线，然后再从斜面底端以"Z"字形轻轻连续划线至顶端，若为高层斜面培养基，则以接种针先从斜面正中垂直刺向试管底部，然后抽出再在斜面以"Z"字形划线（图3-4）；③接种完成后，接种环（针）灭菌并归放。

4）穿刺接种法：适用于半固体培养基及高层斜面培养基的接种。其方法是：①用烧灼灭菌的接种针挑取适量菌种，从培养基表面正中垂直刺入，注意不能触及管底（距管底约5mm），然后沿原路抽出（图3-5）；②接种完成后，接种环（针）灭菌并归放。

4. 细菌培养技术 细菌接种至培养基后，需要在适宜的气体、温度等环境下才能生长繁

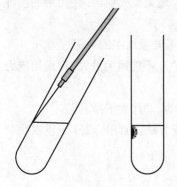

图3-3 液体培养基接种法示意图

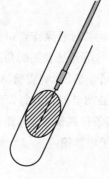

图3-4 琼脂斜面接种法示意图

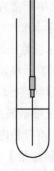

图3-5 穿刺接种法示意图

殖，而不同的细菌对环境的要求不同，因此，需根据菌种的要求选择适宜的培养方法。常用的细菌培养方法有3种。

（1）需氧培养法（普通培养法）：用于需氧或兼性厌氧菌的培养。将已接种细菌的培养基置于37℃培养箱中培养18~24小时，即可观察到大部分细菌的生长现象，少数生长较缓慢的细菌需培养3~7天甚至1个月才能观察到生长现象。

（2）二氧化碳培养法：适用于培养某些需要一定浓度的CO_2才能生长的细菌（如脑膜炎奈瑟菌等）。常见的方法有：二氧化碳培养箱培养法、烛缸法、化学法等。

1）二氧化碳培养箱培养法：二氧化碳培养箱可通过控制面板调节箱内CO_2的含量（一般为5%~10%）、温度。待CO_2的含量和温度调节适当后，将已接种好细菌的培养基置于二氧化碳培养箱内培养。

2）烛缸法：将接种好细菌的培养基置于标本缸（或玻璃干燥器）内，放入点燃的蜡烛，盖上盖子并用凡士林密封，待蜡烛自行熄灭，此时缸内可产生5%~10%的CO_2。然后将标本缸放入37℃培养箱内培养。

3）化学法：按标本缸每升容积加入碳酸氢钠0.4g与浓盐酸0.35ml的比例，分别将此两种化学物质置于容器内，再将接种好细菌的培养基和放有上述两种试剂的容器一同放入标本缸，加盖密封标本缸。将标本缸倾斜，使碳酸氢钠与浓盐酸接触发生化学反应，产生CO_2。将标本缸放入37℃培养箱内培养。

（3）厌氧培养法：用于专性厌氧菌的培养。厌氧培养的一个重要原则就是通过物理、化学或生物学方法驱除环境中的游离氧，降低氧化还原电势，以适于专性厌氧菌的生长。常用方法有：疱肉培养基法、焦性没食子酸法、厌氧罐法、厌氧气袋法、厌氧培养箱等。

（三）正常结果

接种并经适当条件培养后，细菌在各种培养基中应出现相应生长现象。

1. 在琼脂平板上，划线应疏密得当，经培养后则形成一定数量、彼此分离的单个菌落，且菌落性状应符合该细菌的特征；无污染菌落。划线原始区的菌落密集、细小，成菌苔状生长，3、4划线区的菌落呈单个分布，易于观察菌落特征。

2. 在液体培养基中，应观察到均匀混浊，或沉淀，或出现菌膜或培养基颜色改变等现象，且符合该细菌的特征。

3. 在斜面培养基上，应形成纯化的菌落或菌苔，无污染菌出现。

4. 在半固体培养基中，有鞭毛的细菌经培养后，穿刺线应模糊；无鞭毛的细菌经培养后，穿刺线应清晰。

（四）注意事项

1. 细菌接种时必须严格执行无菌操作。

2. 接种前应确定培养基无污染（如液体培养基应澄清、透明）。

3. 接种环（针）经烧灼灭菌后，须冷却后方可挑取细菌标本，避免烫死细菌；使用后的接种环须经火焰灭菌后，方可归位。

4. 标本接种时，平皿或试管口切勿对着操作者口鼻，以避免遭呼吸道中的杂菌污染。

5. 平板划线时，应注意接种环与培养基表面的角度（30°~45°），不能用力过大，应运用腕力在培养基表面轻轻滑行，避免划破培养基，影响实验结果。

6. 穿刺接种时，注意接种针应在培养基内直行，不要左右移动，动作要干净利落。

7. 应根据细菌对气体、温度等条件的需求，选择合适的培养方法。且培养时，平板应底朝上平放于培养箱内，试管应直立置于培养箱内。

【实验结果】

1. 记录细菌标本的接种方法与培养条件的选择（表3-1）。

表 3-1 细菌标本的接种方法与培养条件的选择

培养基	菌名	接种方法	接种工具	培养条件
血平板	大肠埃希菌			
	肺炎链球菌			
	破伤风梭菌			
液体培养基	金黄色葡萄球菌			
	枯草芽胞杆菌			
	乙型链球菌			
半固体琼脂	变形杆菌			
	肺炎克雷伯菌			
固体琼脂斜面	金黄色葡萄球菌			
	铜绿假单胞菌			

注：根据实验室的具体情况，也可选择其他种类的细菌标本

2. 实验分析与报告（报告各菌培养结果）。

（段巧玲）

【练习题】

（一）单项选择题

1. 从含有多种细菌的标本中分离纯化得到目的菌，应采用
   A. 平板划线接种法　　　　　B. 斜面接种法　　　　　C. 液体接种法
   D. 穿刺接种法　　　　　　　E. K-B 接种法

2. 下列操作中，哪一项不符合无菌操作原则
   A. 接种完成后，可直接将接种环放在实验台面上
   B. 实验后，用消毒液浸泡洗手
   C. 平板接种时，皿盖不完全打开，并且在靠近酒精灯火焰附近操作
   D. 通过紫外线灯照射对实验室空气及实验台面进行消毒
   E. 接种前后，均应将接种环在火焰上烧灼灭菌

3. 关于细菌的接种与培养，下列说法正确的是
   A. 液体培养基接种可检测细菌的动力
   B. 无菌操作就是在酒精灯旁、紫外线灯下或生物安全柜里进行的操作
   C. 试管接种时，硅胶塞可放在离酒精灯较近的实验桌面上，便于实验操作
   D. 普通培养法可用于培养各种细菌
   E. 分离培养的目的是得到单个菌落

4. 金黄色葡萄球菌是兼性厌氧菌，人工培养时最宜采用的方法是
   A. 有氧培养法　　　　　　　B. 厌氧培养法　　　　　C. 二氧化碳培养法
   D. 微氧环境中培养　　　　　E. 二氧化氮培养法

（二）多项选择题

1. 为了得到单个菌落可采用的接种方法有
   A. 分区划线接种法　　　　　B. 液体培养基接种法　　　C. 穿刺接种法
   D. 连续划线接种法　　　　　E. 斜面培养基接种法

2. 无菌操作原则的意义有
   A. 保护标本不被污染　　　　B. 获得纯培养物　　　　　C. 使细菌快速生长

D. 保护操作人员不被污染　　　E. 保护实验环境不被污染
3. 细菌在液体培养基中繁殖后,可能出现的现象有
A. 液体混浊　　　　　　　B. 出现菌膜　　　　　　C. 出现沉淀
D. 出现气泡　　　　　　　E. 出现悬浮物

（三）案例分析

小李同学在实验课上进行了细菌标本的划线接种,经培养后发现平板中划线上及划线之外都有菌落生长。

（1）划线外生长的菌落是目的菌吗?

（2）请分析出现此现象的原因。

实验四　细菌鉴定技术

一、细菌形态检查

【实验目的】

1. 掌握　显微镜下细菌基本形态及染色性的观察与判断。
2. 熟悉　显微镜下细菌特殊结构的观察。
3. 应用　观察细菌形态学特征,帮助鉴定细菌。

【实验内容】

1. 细菌基本形态观察。
2. 细菌的特殊结构(鞭毛、芽胞、荚膜)观察。

【必备知识】

1. 细菌形态学观察的主要内容　细菌形态、大小、排列方式、染色性、特殊结构等。
2. 细菌基本形态　细菌有球形、杆形和螺形 3 种基本形态,即球菌、杆菌、螺形菌。球菌按其排列方式的不同,可分为双球菌、链球菌、葡萄球菌、四联球菌和八叠球菌;杆菌多呈分散存在,少数可呈链状、栅栏状及分枝等排列;螺形菌根据菌体弯曲的数目不同可分为弧菌和螺菌。
3. 细菌特殊结构　包括鞭毛、菌毛、荚膜及芽胞,用于鉴定细菌的鞭毛、荚膜、芽胞,经特殊结构染色后,在光学显微镜下可以看到,其中荚膜和芽胞经革兰染色后,也可在光学显微镜下观察到。
4. 细菌革兰染色性　革兰阳性菌呈紫色,革兰阴性菌呈红色。

【实验方法】

（一）准备

1. 细菌基本形态示教片　葡萄球菌、链球菌、脑膜炎奈瑟菌、枯草芽胞杆菌、大肠埃希菌、霍乱弧菌革兰染色标本片。
2. 细菌特殊结构示教片　鞭毛(变形杆菌鞭毛染色)、荚膜(肺炎链球菌革兰染色和荚膜染色)、芽胞(破伤风芽胞梭菌革兰染色和芽胞染色)标本片。
3. 其他　香柏油,擦镜纸,乙醚,显微镜等。

（二）步骤

将各示教片置于显微镜油镜下,观察各种细菌的形态、排列、染色性、特殊结构等。

（三）正常结果

1. 细菌基本形态观察

（1）葡萄球菌:菌体为球形,大多呈葡萄串状排列;呈紫色,为革兰阳性菌。

（2）链球菌:菌体为圆形或卵圆形,链状排列,链的长短不一;呈紫色,为革兰阳性菌。

（3）脑膜炎奈瑟菌：菌体为肾形，凹面或平面相对，成双排列；呈红色，为革兰阴性菌。

（4）枯草芽胞杆菌：粗大杆菌，链状排列（竹节状）；呈紫色，为革兰阳性菌。在菌体可见椭圆形透光区，不着色，为芽胞。

（5）大肠埃希菌：菌体为球杆菌，不规则散在排列；呈红色，为革兰阴性菌。

（6）霍乱弧菌：菌体短小、弧形；呈红色，为革兰阴性菌。

2. 细菌特殊结构观察

（1）鞭毛：变形杆菌经鞭毛染色法染色后，菌体周围有纤细的鞭毛（周鞭毛）。

（2）荚膜：肺炎链球菌腹腔液印片，经黑斯（Hiss）荚膜染色法染色，菌体呈紫色，菌体外周的荚膜呈淡蓝色或无色；若为革兰染色法染色，菌体染成紫色，背景染成紫色，菌体周围的荚膜为无色的透光区。

（3）芽胞：破伤风梭菌经革兰染色为革兰阳性菌，菌体染成紫色，芽胞不着色，为透光区。芽胞染色时芽胞染成红色，菌体染成蓝色。芽胞圆形，直径大于菌体宽度，位于菌体顶端，使细菌呈鼓槌状。

【实验结果】

1. 观察记录

（1）细菌基本形态镜下观察记录（表4-1）。

表4-1　细菌基本形态镜下观察记录

细菌	染色性	镜下形态与排列方式
葡萄球菌		
链球菌		
脑膜炎奈瑟菌		
枯草芽胞杆菌		
大肠埃希菌		
霍乱弧菌		

（2）细菌特殊结构镜下观察记录（表4-2）。

表4-2　细菌特殊结构镜下观察记录

细菌	特殊结构种类	镜下特征描述
变形杆菌		
肺炎链球菌		
破伤风梭菌		

2. 结果分析与报告（绘出各种细菌基本形态、特殊结构镜下图）。

二、细菌培养鉴定

【实验目的】

1. 掌握　细菌在各种培养基的生长现象。

2. 熟悉　常用细菌培养方法。

3. 应用　观察细菌的生长现象，帮助鉴定细菌。

【实验内容】

1. 无菌操作、细菌接种与培养。

2. 细菌在固体、液体、半固体培养基生长现象观察。

【必备知识】

1. 培养基的种类及用途　按物理性状分为液体培养基、固体培养基、半固体培养基。液体培养基常用于增菌培养或纯培养后观察细菌的生长现象；半固体培养基常用于观察细菌动力；固体培养基用于细菌的分离纯化等。

2. 细菌的生长现象　细菌在固体平板上繁殖形成肉眼可见的菌落或菌苔。细菌菌落主要从大小、形状、边缘、表面、色素、透明度、湿润度、溶血、色素等方面进行观察和描述；细菌在液体培养基中繁殖可形成菌膜、混浊、沉淀或颜色改变等现象；在半固体培养基中细菌繁殖可形成穿刺线清晰或模糊的现象，根据穿刺线特征可判断细菌有无动力。

【实验方法】

（一）准备

1. 细菌菌种　金黄色葡萄球菌、铜绿假单胞菌、枯草芽胞杆菌、甲型溶血性链球菌、乙型溶血性链球菌、丙型链球菌、大肠埃希菌、肺炎克雷伯菌、鼠伤寒沙门菌等。

2. 培养基　普通琼脂平板、血琼脂平板、肠道鉴别培养基（伊红亚甲蓝琼脂平板、SS琼脂平板）、液体培养基、半固体培养基。

3. 其他　酒精灯、接种环、标记笔、试管架、火柴等。

（二）步骤

1. 将细菌无菌操作接种到相应培养基中（表4-3），无菌操作要求和接种技术操作见实验三。

表4-3　细菌与其对应的培养基

细菌	培养基					
	普通琼脂平板	血琼脂平板	液体培养基	半固体培养基	SS琼脂平板	EMB平板
金黄色葡萄球菌	√		√			
大肠埃希菌				√	√	√
变形杆菌					√	√
甲型溶血性链球菌		√				
乙型溶血性链球菌		√				
丙型链球菌		√				
铜绿假单胞菌	√					
肺炎克雷伯菌				√		
枯草芽胞杆菌	√		√			

2. 接种后，将培养物置35℃培养18~24小时，观察结果。

（三）注意事项

1. 细菌接种与培养必须严格执行无菌操作。

2. 细菌接种时最好在生物安全柜内进行操作，以防杂菌污染。

3. 观察菌落时，应注意区别污染菌与目的菌。污染菌一般生长于划线痕迹外，或与目的菌菌落形状不同。另外，观察时也应防止杂菌落入。

【实验结果】

（一）观察、记录

1. 记录细菌在固体培养基上的生长现象

（1）细菌在普通琼脂平板上的菌落特征（表4-4）

表 4-4　细菌在普通琼脂平板上的菌落特征

菌名	大小	形状	表面	边缘	湿润度	透明度	色素
铜绿假单胞菌							
金黄色葡萄球菌							
枯草芽胞杆菌							

（2）细菌在血琼脂平板上的菌落特征（表 4-5）

表 4-5　细菌在血琼脂平板上的菌落特征

菌名	基本特征	溶血	颜色	透明度
甲型溶血性链球菌				
乙型溶血性链球菌				
丙型链球菌				

（3）细菌在 SS 琼脂平板上的菌落特征（表 4-6）

表 4-6　细菌在 SS 琼脂平板上的菌落特征

菌名	大小	透明度	颜色
大肠埃希菌			
变形杆菌			

2. 记录细菌在液体培养基上的生长现象（表 4-7）

表 4-7　细菌在液体培养基上的生长现象

菌名	生长现象	颜色变化
金黄色葡萄球菌		
枯草芽胞杆菌		
乙型溶血性链球菌		

3. 记录细菌在半固体培养基中的生长现象（表 4-8）

表 4-8　细菌在半固体培养基中的生长现象

菌名	生长现象	动力
肺炎克雷伯菌		
大肠埃希菌		

（二）结果分析及报告

培养基有无污染，通过哪些生长现象可以判断细菌产生色素性质、乳糖分解情况、细菌的动力等。

（郑凤英）

三、细菌生化鉴定

【实验目的】

1. 掌握　细菌生化反应的操作方法。

2. 熟悉　细菌生化反应的结果判断及报告方式。

3. 应用　在临床细菌学检验中鉴定、鉴别细菌。

【实验内容】

1. 糖发酵试验

2. IMViC 试验

3. KIA 试验

4. MIU 试验

【必备知识】

1. 生化试验的基本原理　不同种类的细菌具有不同的酶类,因而对底物的分解能力不同或分解产物不同。

2. 生化试验的意义　检测细菌的代谢产物,有助于鉴别细菌。

3. 常用生化试验　糖发酵试验、IMViC 试验、MIU 试验、KIA 试验等。

【实验方法】

(一)准备

1. 菌种　细菌标本。

2. 培养基　葡萄糖发酵培养基、乳糖发酵培养基、葡萄糖蛋白胨水、蛋白胨水、枸橼酸盐培养基、克氏双糖铁斜面、MIU 培养基。

3. 试剂　靛基质试剂、V-P 试剂、甲基红指示剂。

4. 其他　接种环(针)、酒精灯或红外接种环灭菌器、记号笔、恒温培养箱等。

(二)步骤

1. 糖发酵试验

(1)接种与培养:以无菌操作将待检纯种细菌接种到葡萄糖、乳糖发酵培养基中,然后置于35℃恒温培养箱中,培养 18~24 小时后观察结果。

(2)观察结果:如待检菌能分解葡萄糖产酸产气,则培养基变黄色,培养基中倒置小导管中有气泡(固体培养基出现裂隙),用符号"⊕"表示。若待检菌分解葡萄糖只产酸不产气,则培养基变黄,导管中无气泡(固体培养基不出现裂隙),用"+"表示;若待检菌不分解葡萄糖,发酵管不变色,导管中无气泡(固体培养基不出现裂隙),用"-"表示。

2. IMViC 试验

(1)靛基质试验:①无菌操作将待检纯种细菌接种到蛋白胨水中,然后置于35℃恒温培养箱中培养 18~24 小时;②取出培养物,沿试管壁加入靛基质试剂(对二甲基氨基苯甲醛溶液)0.5ml;③观察结果:试剂与培养基接触面出现玫瑰红色者为阳性;不出现红色者为阴性。

(2)甲基红试验:①将待检纯种细菌接种于葡萄糖蛋白胨水中,然后置于35℃恒温培养箱中培养 18~24 小时;②取出培养物,滴加甲基红试剂(每毫升培养基中滴加试剂 1 滴);③观察结果:培养基呈红色者为阳性;培养基呈黄色者为阴性。

(3)V-P 试验:①将待检纯种细菌接种于葡萄糖蛋白胨水培养基中,然后置于35℃恒温培养箱中培养 18~24 小时;②取出培养物,滴加 V-P 试剂(每毫升培养基滴加 V-P 试剂 0.1ml),充分混匀;③观察结果:培养基出现红色者为阳性;不出现红色者为阴性。

(4)枸橼酸盐利用试验:①将待检纯种细菌接种于枸橼酸盐培养基中,然后置于35℃恒温培养箱中培养 18~24 小时;②观察结果:培养液呈深蓝色且有细菌生长者为阳性;培养液未变色且无细菌生长者为阴性。

3. KIA 试验

(1)接种:用接种针挑取待检细菌,穿刺接种到克氏双糖铁斜面培养基深层(距管底3~5mm 为宜),再将接种针从深层向上提起,在斜面上由下至上划线。

(2)培养:将已接种细菌的克氏双糖铁斜面培养基置于35℃恒温培养箱中培养 18~24 小时。

（3）结果：①培养基斜面变黄为发酵乳糖（记录为 A），变红为不发酵乳糖（记录为 K）；②培养基底层变黄为发酵葡萄糖（记录为 A），若出现裂隙或气泡，则为发酵葡萄糖产气（即气体"+"）；变红为不发酵葡萄糖（记录为 K）；③培养基底层有黑色沉淀，则为硫化氢试验阳性（即 H_2S"+"）。

4. MIU 试验

（1）接种与培养：取待检细菌，穿刺接种到 MIU 培养基内，置于 35℃恒温培养箱中培养 18~24 小时。

（2）观察结果：①动力试验：接种线变宽、变模糊，培养基变混浊，为动力试验阳性；②脲酶试验：培养基全部呈桃红色为脲酶试验阳性；③靛基质试验：加入靛基质试剂，试剂与培养基的接触界面呈玫瑰红色为靛基质试验阳性。

（三）注意事项

1. 糖发酵培养基内装的小导管在接种细菌前应无气泡存在，否则不能使用。

2. 靛基质试剂应沿管壁缓缓加入，稍待片刻即观察液面上是否出现红色，之后红色化合物会逐渐扩散以致不清晰。

3. 滴加 V-P 试剂后要充分摇匀，必要时，再置于 35℃、30 分钟后观察是否有红色化合物出现。

4. MIU 试验用培养基应制成半固体状态，以观察待检细菌动力。

【实验结果】

1. 观察记录

（1）糖发酵试验：记录细菌糖发酵试验结果（表4-9）。

表4-9　细菌糖发酵试验结果

菌名	葡萄糖培养基			乳糖培养基		
	颜色	气体	结果	颜色	气体	结果

（2）IMViC 试验：记录 IMViC 试验现象（表4-10）。

表4-10　IMViC 试验现象

菌名	靛基质试验（I）	甲基红试验（MR）	V-P 试验	枸橼酸盐利用试验（C）

（3）KIA 试验：记录细菌在 KIA 斜面培养基中的生长现象（表4-11）。

表4-11　细菌在 KIA 斜面培养基中的生长现象

菌名	斜面		底层			
	颜色	乳糖	颜色	葡萄糖	产气	H_2S

注：产酸产气用"⊕"表示；产酸不产气用"+"表示；不分解葡萄糖及乳糖用"-"表示

（4）MIU 试验：记录 MIU 试验现象（表4-12）。

表4-12 MIU 试验现象

菌名	动力（M）	靛基质试验（I）	脲酶试验（U）

2. 结果分析及报告。

（李剑平）

四、微生物的免疫学试验

【实验目的】

1. 掌握 玻片凝集试验的操作方法、结果判断及报告方式。

2. 熟悉 ELISA 间接法的操作方法、结果判断及报告方式。

3. 应用 鉴定细菌和进行细菌血清学分型；诊断或辅助诊断感染性疾病。

【实验内容】

1. 玻片凝集试验。

2. ELISA 间接法测 HBsAb。

【必备知识】

1. 玻片凝集试验的原理 已知抗体能与颗粒性抗原发生特异性结合，当有电解质存在时，即可出现凝集现象。将诊断血清（已知细菌特异性抗体）与待测细菌混合，如果抗原（待测细菌）与抗体（已知细菌特异性抗体）相对应，则引起细菌凝集，反之则不凝集，据此可判断细菌种类及对细菌进行血清学分型。

2. ELISA 间接法的原理 ELISA 间接法多用于检测抗体。将已知纯化抗原吸附于固相载体上，加入待检标本（含相应抗体）与之结合，再加入酶标抗抗体，形成抗原 - 抗体 - 酶标抗抗体复合物，温育后洗涤去除未结合的酶标抗抗体，再加酶底物（显色剂 A、B 液）溶液显色进行测定。

【实验方法】

（一）准备

1. 标本 待测细菌（伤寒沙门菌培养物）、阳性对照细菌（伤寒沙门菌标准菌株）、阴性对照细菌（大肠埃希菌）；待检血清标本（检测 HBsAb）。

2. 试剂 伤寒沙门菌诊断血清；ELISA 试剂盒：聚苯乙烯反应板、酶标抗 HBs 抗体、显色剂 A 液（H_2O_2）、显色剂 B 液（TMB）、浓缩洗涤液、终止液（稀 H_2SO_4）、封板膜、阳性对照血清、阴性对照血清。

3. 其他 生理盐水、载玻片、接种环、酒精灯、记号笔、毛细滴管；微量加样器、洗板机、酶标仪、温箱、吸水纸、振荡器、消毒缸等。

（二）步骤

1. 玻片凝集试验

（1）取洁净玻片 1 张，用记号笔划分三等份，如图 4-1 所示。

（2）分别取伤寒沙门菌诊断血清适量，按图示置于载玻片上。

（3）用灭菌接种环挑取待测细菌加入载玻片中央的诊断血清中混匀；同法分别挑取伤寒沙

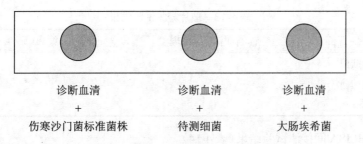

图4-1 玻片凝集操作方法示意图

门菌标准菌株和大肠埃希菌,于载玻片左右两侧的诊断血清中混匀。

(4)轻摇载玻片,2~8分钟后观察结果。出现肉眼可见的凝集颗粒为阳性;不出现肉眼可见的凝集颗粒为阴性。

2. ELISA间接法测HBsAb

(1)配液:将浓缩洗涤液用蒸馏水作20倍稀释,备用。

(2)加样:分别在已吸附HBsAg的反应板的孔中加入待检血清及阴性、阳性对照血清各50μl。

(3)加酶结合物:每孔加入酶标抗HBsAb抗体50μl,空白孔除外。置于微量振荡器上振荡混匀。

(4)温育:用封板膜封板后,置于37℃恒温箱温育30分钟。

(5)洗涤:小心揭掉封板膜,用洗板机洗涤5次,最后一次扣干。

(6)显色:每孔加入显色液A、B液各50μl,轻轻振荡混匀,于37℃避光显色15分钟,待充分显色后每孔加入终止液50μl,轻轻振荡混匀。

(7)结果判断

1)肉眼观察结果:空白对照和阴性对照不显色,阳性对照出现明显的颜色变化,说明实验成立。待检标本显色深于阴性对照可判为阳性。

2)酶标仪判断结果:按照试剂盒的说明书判断结果,举例如下:

临界值计算:临界值=阴性对照孔OD均值×2.1

检验结果解释:①阴性对照孔OD值应≤0.01,阳性对照孔OD值应≥0.08,否则实验无效;②阴性结果判定:待测标本OD值<临界值者,为HBsAb阴性;③阳性结果判定:待测标本OD值≥临界值者,为HBsAb阳性。

(三)注意事项

1. 玻片凝集 ①取诊断血清量和细菌培养物量要适当,防止比例不当造成假阴性;②细菌培养物与诊断血清混合时,必须将细菌涂散、涂均匀,但不宜将面积涂得过大,以免反应物干涸而影响结果观察;③记录实验结果后,将载玻片置于含消毒液的容器内,切勿任意放置或冲洗。

2. ELISA间接法 ①使用前先将试剂平衡至室温,实验前将试剂轻轻振荡混匀,使用后立即放回2~8℃;②加液时必须用加样器,并经常校对加样器的准确性。加入不同样品或不同试剂组分时,应更换加样器吸头,以防出现交叉反应;③洗涤时各孔均需加满洗液,防止孔内有游离酶不能洗净;④所用样品、废液和废弃物都应按传染物处理。

【实验结果】

1. 观察记录

(1)记录玻片凝集试验结果(表4-13)

表4-13 玻片凝集试验结果

	诊断血清(凝集现象)	结果(阳性或阴性)
阳性对照细菌		
阴性对照细菌		
待测细菌		

（2）记录 ELISA 间接法试验结果（表4-14）

表4-14 ELISA 间接法试验结果

	阳性对照	阴性对照	1号标本	2号标本	3号标本
颜色					
HBsAb 结果					

2. 结果分析及报告。

（李剑平）

【练习题】

（一）单项选择题

1. 最常用的细菌染色方法是

A. 芽胞染色法　　　　　　B. 单染色法　　　　　　C. 鞭毛染色法

D. 革兰染色法　　　　　　E. 抗酸染色法

2. 革兰染色正确的顺序是

A. 结晶紫 - 乙醇 - 碘液 - 稀释复红

B. 稀释复红 - 碘液 - 乙醇 - 结晶紫

C. 结晶紫 - 碘液 - 乙醇 - 稀释复红

D. 稀释复红 - 乙醇 - 碘液 - 结晶紫

E. 稀释复红 - 结晶紫 - 乙醇 - 碘液

3. 细菌产生脂溶性色素的现象为

A. 只有培养基变色　　　　　B. 只有菌落着色

C. 培养基和菌落均着色　　　D. 在肉膏汤中显色

E. 在肉膏汤表面显色

4. 某菌在半固体培养基中生长，其穿刺线模糊，培养基混浊，说明

A. 该细菌有荚膜　　　　　　B. 该细菌有菌毛

C. 该细菌营养要求高　　　　D. 该细菌已形成芽胞

E. 该细菌有鞭毛

5. 营养要求高的细菌，分离培养时可选用的培养基是

A. 普通琼脂培养基　　　　　B. 血液琼脂培养基

C. 血清肉膏汤　　　　　　　D. SS 琼脂培养基

E. 普通琼脂斜面

6. 用于吲哚试验的培养基是

A. 蛋白胨水　　　　　　　　B. 葡萄糖蛋白胨水

C. 酸性蛋白胨水　　　　　　D. 含玫瑰吲哚的培养基

E. 含四甲基对苯二胺的培养基

7. 下列试验结果阳性时,不呈现红色的是

    A. 靛基质试验　　　　　　B. 甲基红试验　　　　　　C. V-P 试验

    D. 尿素酶试验　　　　　　E. 枸橼酸盐利用试验

8. KIA 琼脂一般不用于观察

    A. 乳糖发酵　　　　　　　B. 葡萄糖发酵　　　　　　C. 硫化氢产生

    D. 动力　　　　　　　　　E. 产气现象

9. 硝酸盐还原试验的结果如不呈红色,应加入何种试剂方可作出最后判断

    A. 铝粉　　　B. 锌粉　　　C. 肌酸　　　D. 硫黄　　　E. 镁粉

10. 利用生化试验鉴定细菌的依据是

    A. 细菌繁殖速度的差异　　　　　B. 细菌毒素活性差异

    C. 细菌酶含量的差异　　　　　　D. 细菌代谢产物种类的差异

    E. 细菌毒素种类的差异

11. 玻片凝集试验

    A. 只能检测抗原,不能检测抗体

    B. 既能检测抗原,又能检测抗体

    C. 只能检测抗体,不能检测抗原

    D. 为半定量试验

    E. 不能用于 ABO 血型鉴定

12. 关于玻片凝集试验,不正确的叙述是

    A. 需适当电解质参与才出现可见凝集现象

    B. 在一定温度范围,温度升高,反应加快

    C. 以 pH 9 为宜

    D. pH 过低可引起酸凝集

    E. 一般用于鉴定细菌

13. 制作 ELISA 载体材料最常用的物质是

    A. 聚氯乙烯　　　　　　　B. 聚苯乙烯　　　　　　　C. 硝酸纤维素膜

    D. 尼龙膜　　　　　　　　E. 磁性微粒

14. 目前酶免疫技术中应用较广、提纯较简便的酶是

    A. 脲酶　　　　　　　　　B. 碱性磷酸酶　　　　　　C. 葡萄糖氧化酶

    D. 辣根过氧化物酶　　　　E. 半乳糖苷酶

15. ELISA 间接法测抗 -HBs,正确的是

    A. 先将特异性抗原包被于固相载体

    B. 再用酶标记特异性抗原

    C. 加入的显色剂是 AKP

    D. 终止液是 H_2O_2

    E. 无色为阳性

(二)多项选择题

1. 在光学显微镜下可见的细菌结构是

    A. 芽胞　　　B. 鞭毛　　　C. 性菌毛　　　D. 普通菌毛　　　E. 荚膜

2. 细菌在液体培养基中生长现象是

    A. 菌膜　　　B. 沉淀　　　C. 混浊　　　D. 菌苔　　　E. 菌落

3. 细菌生长繁殖条件包括

    A. 充足的营养物质　　　　B. 合适的酸碱度　　　　　C. 干燥的环境

D. 适宜的温度　　　　　　　E. 必要的气体

4. 观察菌落应注意观察其
   A. 菌落大小　　B. 透明度　　　C. 光滑度　　　D. 形状　　　E. 色素

5. 关于氧化酶试验,叙述正确的是
   A. 氧化酶又称为细胞色素氧化酶
   B. 氧化酶试剂常用盐酸四甲基对苯二胺
   C. 氧化酶与氧化酶试剂接触产生颜色反应
   D. 试验时接触含铁物质会出现假阳性
   E. 革兰阴性杆菌通常应进行氧化酶试验

6. 下列与蛋白质或氨基酸代谢有关的试验是
   A. 明胶液化试验　　　　　　B. 甲基红试验　　　　　　C. 吲哚试验
   D. 硫化氢试验　　　　　　　E. 尿素分解试验

7. 有关玻片凝集正确的是
   A. 主要用于鉴定细菌
   B. 检测抗原时,诊断血清是指已知特异性抗体
   C. 特异性不强
   D. 灵敏度高
   E. 既可定性又可定量

8. 用 ELISA 间接法测 HBsAb,错误的说法是
   A. 用酶标记特异性抗体
   B. 特异性强、灵敏度高
   C. 主要用于定量检测
   D. 加入酶标抗体后形成抗 HBs-HBsAb- 抗 HBs-HRP 复合物
   E. 加终止液后显蓝色

(三) 案例分析

1. 患者刘某,男,33 岁,入院后经气管插管手术 48 小时后出现发热、咳嗽、咳痰,X 线检查显示有较新的炎症病灶,初步判断为肺部感染。取患者痰液标本送检验科微生物室检验。结合已掌握的细菌检验知识,你认为可从哪些方面进行标本的细菌学检查?

2. 将 A 菌接种于 KIA 培养基,35℃恒温培养 18 小时后,培养基底层出现裂隙,变黄色,并有少许黑色沉淀;斜面层变红色。试分析 KIA 培养基中包括了哪些生化反应? 根据 A 菌在培养基中的现象,分析其生化反应结果。

实验五　抗菌药物敏感试验与耐药性检测

一、纸片扩散法

【实验目的】

1. 掌握　纸片扩散法(K-B法)的原理、操作方法、结果判读。
2. 熟悉　纸片扩散法的质量控制方法。
3. 应用　筛选敏感抗菌药物及监测耐药菌株,为临床抗菌药物治疗提供依据。

【实验内容】

1. 配制试验菌悬液。
2. 抗菌药物敏感试验(纸片扩散法)。

【必备知识】

1. K-B 法原理　抗菌药物纸片中的药物在平板上溶解并向纸片周围扩散,形成递减的梯度浓度。在纸片周围抑菌浓度范围内的细菌被抑制,从而形成透明的抑菌圈。抑菌圈的大小与该药对测试菌的最低抑菌浓度(MIC)呈负相关关系。

2. 药敏试验 K-B 法影响因素　主要有培养基质量、药敏纸片含药量、细菌浓度、培养条件、操作方法等。

3. 常规药敏试验药物分组与选择原则　A 组:包括对特定菌群的常规试验并常规报告的药物;B 组:只在 A 组药物耐药、过敏、无效时选择性报告;C 组:在 A、B 组药物过敏或耐药时选用;U 组:仅用于治疗泌尿道感染的药物。

【实验方法】

(一) 准备

1. 菌种

(1) 标准对照菌:金黄色葡萄球菌 ATCC 25923、大肠埃希菌 ATCC 25922、铜绿假单胞菌 ATCC 27853。

(2) 临床分离待检菌:金黄色葡萄球菌、大肠埃希菌和铜绿假单胞菌。

2. 培养基与试剂　水解酪蛋白琼脂(M-H 琼脂)、无菌生理盐水、0.5 麦氏标准比浊管、抗菌药物纸片。

3. 其他　无菌棉拭子、镊子、直尺(或游标卡尺)、接种环等。

(二) 步骤

1. 菌液制备

(1) 直接菌落法:从孵育 18~24 小时的非选择性培养基(如血琼脂)平板上挑取单个菌落,直接用肉汤或无菌盐水制成 0.5 麦氏标准浊度的菌悬液。

(2) 对数生长法:从琼脂平板上选取培养 18~24 小时、至少 3~5 个形态特征一致的菌落,用接种环转移至含 4~5ml 的肉汤管(如胰酶消化大豆肉汤)中,35℃孵育 4~6 小时。用无菌盐水或肉汤调整菌液浊度至 0.5 麦氏标准。

2. 接种　细菌悬液制备后 15 分钟内接种至 M-H 琼脂平板。用无菌棉拭蘸取菌悬液,在试管内壁旋转挤去多余菌液,于 M-H 琼脂表面均匀涂布接种 3 次,每次旋转平板 60°,最后沿平板内缘涂抹 1 周。

3. 贴药敏纸片　涂布后的平板在室温下干燥 3~5 分钟,用纸片分配器或无菌镊子将纸片贴于琼脂表面并轻压,使纸片与琼脂表面完全接触。各纸片中心相距应大于 24mm,纸片距平板内缘应大于 15mm。各抗菌药物的选择参照表 5-1。

表 5-1　药敏纸片的选择

待测菌	抗菌药物
金黄色葡萄球菌 ATCC 25923	P、VA、FOX、DA、CIP、GN、SXT
大肠埃希菌 ATCC 25922	AMP、CZ、GN、AMS、CRO、CIP、IMP
铜绿假单胞菌 ATCC 27853	CAZ、GN、PRL、AK、ATM、CIP、IMP

注:阿米卡星(AK)、庆大霉素(GN)、青霉素(P)、头孢西丁(FOX)、氨苄西林/舒巴坦(AMS)、哌拉西林(PRL)、头孢唑林(CZ)、头孢曲松(CRO)、头孢他啶(CAZ)、氨曲南(ATM)、亚胺培南(IMP)、环丙沙星(CIP)、万古霉素(VA)、克林霉素(DA)、复方新诺明(SXT)

4. 孵育　将平板倒置放入 35℃孵箱(苛养菌药敏平板应放置于 5%~10%CO_2 环境中 24~48 小时),16~18 小时(厌氧菌厌氧环境 48 小时)读取结果,葡萄球菌和肠球菌必须孵育 24 小时以检测对苯唑西林和万古霉素的耐药性。

5. 结果判断 用游标卡尺或直尺量取抑菌圈直径。先量取质控菌株的抑菌圈直径,以判断质控是否合格。然后量取试验菌株的抑菌圈直径。参照表5-2的标准判读结果,按敏感(S)、中介(I)、耐药(R)报告。

表5-2 纸片法药敏试验纸片含药量和结果解释

抗菌药物	纸片含药量	抑菌圈直径(mm)		
		耐药	中介	敏感
AK	30μg	≤14	15~16	≥17
GN	10μg	≤12	13~14	≥15
P	10units	≤28	—	≥29
FOX*	1μg	≤21	—	≥22
AMP	10μg	≤13	14~16	≥17
PRL	100μg	≤17		≥21
CZ	30μg	≤14	15~17	≥18
CRO	30μg	≤13	14~20	≥21
CAZ	30μg	≤14	15~17	≥18
ATM	30μg	≤15	16~21	≥22
AMS	10/10μg	≤11	12~14	≥15
IMP	10μg	≤13	14~15	≥16
CIP	5μg	≤15	16~20	≥21
VA	30μg	—	—	≥15
DA	2μg	≤14	15~20	≥21
SXT	1.25/23.75μg	≤10	11~15	≥16

注:*为金黄色葡萄球菌结果判定标准

6. 质量控制 标准菌株的抑菌圈应落在表5-3所示的预期范围内。如果超出该范围,应视为失控而不发报告,须及时查找原因,予以纠正。

表5-3 质控标准菌株的抑菌圈预期值范围

抗菌药物	纸片含药量	抑菌圈直径(mm)		
		大肠埃希菌 ATCC 25922	金黄色葡萄球菌 ATCC 25923	铜绿假单胞菌 ATCC 27853
AK	30μg	19~26	20~26	18~26
GN	10μg	19~26	19~27	16~21
P	10units	—	26~37	—
FOX	1μg	—	18~24	—
AMP	10μg	16~22	27~35	—
AMS	10/10μg	19~24	29~37	—
PRL	100μg	24~30	—	25~33
CZ	30μg	21~27	29~35	—
CRO	30μg	20~26	27~35	—
CAZ	30μg	25~32	16~20	22~29
ATM	30μg	28~36	—	23~29
IMP	10μg	26~32	—	20~28

续表

抗菌药物	纸片含药量	抑菌圈直径(mm)		
		大肠埃希菌 ATCC 25922	金黄色葡萄球菌 ATCC 25923	铜绿假单胞菌 ATCC 27853
CIP	5μg	30~40	22~30	25~33
VA	30μg	—	17~21	—
DA	2μg	—	24~30	—
SXT	1.25/23.75μg	23~29	24~32	—

（三）注意事项

1. 每次试验时，均应采用质控菌株进行质量控制。

2. 培养基的酸碱度与平板厚度、菌液浓度要适宜，否则将对试验结果造成影响。

3. 药物纸片的贴放要均匀，一旦接触琼脂表面，就不能再移动，因为与培养基接触后，纸片上的药物已开始扩散到培养基中。

4. 抑菌环的测量要仔细、精确。某些细菌的抑菌圈在判读时有特殊要求：①葡萄球菌属对苯唑西林、利奈唑胺、万古霉素以及肠球菌属对万古霉素的敏感试验，应用透射光判读（平板正对着光源），在抑菌圈内任何可辨别的菌落生长均提示为耐药；②某些细菌在抑菌圈内有散在菌落生长，提示可能是由菌液不纯引起的混合培养，必须再分离鉴定及试验，也可能提示为高频突变株；③变形杆菌迁徙生长使抑菌圈内生成的薄层菌可忽略不计；④链球菌应检测生长抑菌圈而不是溶血圈；⑤由于培养基内可能存在拮抗剂，甲氧苄啶和磺胺类药物抑菌环内可允许出现菌株轻微生长，因此，在测量抑菌环直径时可忽视轻微生长（20%或较少菌苔生长），而测量较明显抑制的边缘。

【实验结果】

（一）观察、记录

1. 金黄色葡萄球菌抗菌药物敏感试验记录（表5-4）

表5-4　金黄色葡萄球菌抗菌药物敏感试验记录

菌株	抑菌圈直径(mm)						
	P	VA	FOX	DA	CIP	GN	SXT
金黄色葡萄球菌 ATCC 25923							
临床分离金黄色葡萄球菌							

2. 大肠埃希菌抗菌药物敏感试验记录（表5-5）

表5-5　大肠埃希菌抗菌药物敏感试验记录

菌株	抑菌圈直径(mm)						
	AMP	AMS	CZ	CRO	IMP	GN	CIP
大肠埃希菌 ATCC 25922							
临床分离大肠埃希菌							

3. 铜绿假单胞菌抗菌药物敏感试验记录（表5-6）

表5-6　铜绿假单胞菌抗菌药物敏感试验记录

菌株	抑菌圈直径（mm）						
	PRL	CAZ	ATM	IMP	GN	AK	CIP
铜绿假单胞菌 ATCC 27853							
临床分离铜绿假单胞菌							

（二）结果分析及药敏报告

不同分离细菌，其各种抗菌药物抑菌圈的直径均不同，参照表5-2的标准进行判读，按敏感（S）、中介（I）、耐药（R）结果（表5-7）。

表5-7　药敏试验结果报告

标本号_____
分离菌_____

药物名称	抑菌圈测量值	结果报告	判断标准

检验者_____
检验日期_____

二、稀　释　法

【实验目的】

1. 掌握　稀释法的原理、操作方法。

2. 熟悉　稀释法的质量控制方法。

3. 应用　测定细菌对抗菌药物MIC，指导临床合理使用抗菌药物。

【实验内容】

1. 琼脂稀释法药敏试验。

2. 宏量稀释法药敏试验。

3. 微量稀释法药敏试验。

【必备知识】

1. MIC 的含义　指能够抑制被测菌生长的最低药物浓度。

2. 稀释法原理　以培养基将抗菌药物进行一系列不同倍数的稀释，接种试验菌株，经培养后观察试验菌株被药物抑制生长的结果，可测出该药物的最低抑菌浓度。

【实验方法】

（一）准备

1. 菌种　金黄色葡萄球菌 ATCC 29213、大肠埃希菌 ATCC 25922、铜绿假单胞菌 ATCC 27853、粪肠球菌 ATCC 29212。

2. 培养基与试剂　水解酪蛋白（M-H）琼脂、M-H 肉汤、无菌生理盐水、蒸馏水、0.1mol/L 磷酸盐缓冲液（pH 6.0），0.5麦氏标准比浊管、抗菌药物。

3. 其他　试管、吸头、接种环、无菌 96 孔聚苯乙烯 U 型微量板、微量加样器、振荡器、胶纸、湿盒、内径 90mm 平板、多点接种器。

（二）步骤

1. 琼脂稀释法

（1）抗菌药物原液的配制：根据药物性能，配制各种抗菌药物原液的溶剂和稀释剂，选择蒸馏水和 0.1mol/L 磷酸盐缓冲液（pH 6.0）。一般原液浓度不低于 1000μg/ml 或 10 倍于最高测试浓度。肉汤稀释法常用的原液浓度为 1280μg/ml，琼脂稀释法常用的原液浓度为 5120μg/ml。原液配制好后用过滤法除菌，小量分装备用。琼脂和肉汤稀释法常用抗菌药物容积稀释法见表 5-8。

表 5-8　琼脂和肉汤稀释法常用抗菌药物容积稀释法

药物浓度（μg/ml）	取药液量（ml）	加稀释剂量（ml）	药物稀释浓度（μg/ml）	琼脂或肉汤中最终含药浓度（μg/ml）药物：琼脂（或肉汤）=1：9
5120（原液）	1	0	5120	512
5120	1	1	2560	256
5120	1	3	1280	128
1280	1	1	640	64
1280	1	3	320	32
1280	1	7	160	16
160	1	1	80	8
160	1	3	40	4
160	1	7	20	2
20	1	1	10	1
20	1	7	2.5	0.25
2.5	1	1	1.25	0.125
2.5	1	3	0.625	0.0625
2.5	1	7	0.312	0.0312

（2）含药琼脂制备：①按表 5-8 所示稀释抗菌药物；②分别取 2ml 加入一系列已做好标记、内径为 90mm 的平板内；③再取融化后已在 50℃水浴中平衡半小时的 M-H 琼脂 18ml 加进平板内，边加边摇晃平板，使药物和培养基充分混匀，置室温凝固。

（3）接种：将 0.5 麦氏比浊度菌液稀释 10 倍，以多点接种器吸取 1~2μl 接种于琼脂表面，稀释的菌液须在 15 分钟内接种完毕，使平皿接种的细菌量为每点 $1×10^4$ CFU。

（4）孵育：待接种点菌液干后，平板置 35℃孵育 16~20 小时。特殊药物需要 24 小时。奈瑟菌属、链球菌属细菌置于 5%CO_2 环境，幽门螺杆菌置于微需氧环境中孵育。

（5）结果判断：将平板置于暗色、无反光表面上观察，以完全抑制菌落生长的药物稀释度为终点浓度。单一菌落生长可忽略不计。

（6）质量控制：每个琼脂平板应根据测试菌种类，分别选用金黄色葡萄球菌 ATCC29213、大肠埃希菌 ATCC25922、粪肠球菌 ATCC29212 和铜绿假单胞菌 ATCC27853 等标准菌株在同一试验条件下测定。常用抗菌药物对这些标准菌株的 MIC 的预期值范围已定出，如测试结果超过或低于预期值范围 1 个稀释度以上时不应报告，须检查误差原因，并重复测定。

2. 宏量稀释法

（1）抗菌药物稀释：取 26 支试管排成两排，每排 13 支。另取 3 支试管，分别标记上"肉汤对照"、"测试菌生长对照"和"质控菌生长对照"。用 M-H 肉汤稀释抗菌药物原液至待测最高浓度，操作可按表 5-8 所示的稀释方法进行。除每排第一管外，每试管加 M-H 肉汤 2ml。每排的第一、二管分别加入 2ml 抗菌药物稀释液，依次对倍稀释至 13 管，并从第 13 管中吸取 2ml 弃去。各管中抗菌药物的终浓度依次为 128，64，32，16，8，4，2，0.5，0.25，0.12，0.06 和 0.03μg/ml。

（2）测试菌和质控标准菌的准备：均用 3~5ml 生理盐水校正浓度至 0.5 麦氏比浊标准，再用 M-H 肉汤 1：10 稀释，使含菌量达到 $1×10^7$ CFU/ml。稀释菌液 15 分钟内接种完毕。

（3）加样：用微量加样器取 0.1ml 稀释菌液，由低药物浓度向高药物浓度加于各排试管中，其最终细菌接种量为 5×10^5CFU/ml。加样时加样器吸头必须插到管内液面下加菌并注意避免与管内壁接触。加完菌液后的试管应避免晃动。

（4）结果判断：35℃孵育 24 小时后测试菌（或标准菌）不出现肉眼可见生长的最低药物浓度为该药对测试菌（或标准菌）的 MIC。

（5）质量控制：每批或每次实验时应根据测试菌种类分别选用金黄色葡萄球菌 ATCC 29213、大肠埃希菌 ATCC 25922、粪肠球菌 ATCC 29212 和铜绿假单胞菌 ATCC 27853 等标准菌株在同一试验条件下进行测定，原则同琼脂稀释法，要求见表 5-9。

表 5-9　肉汤稀释法药敏试验质量控制要求

细菌种类	培养基	菌悬液浓度（CFU/ml）	培养温度（℃）	培养环境	培养时间（h）	质控菌株
肠杆菌科细菌 铜绿假单胞菌	CAMHB	5×10^5	35±2	空气	16~18	ATCC 25922 ATCC 35218[a]
葡萄球菌属细菌[b]	CAMHB+2%氯化钠	5×10^5	35±2	空气	16~18	ATCC 25923 ATCC 35218[a]
肠球菌属细菌[c]	CAMHB	5×10^5	35±2	空气	16~18	ATCC 29212
不动杆菌属细菌 嗜麦芽窄食单胞菌 洋葱伯克霍尔德菌	CAMHB	5×10^5	35±2	空气	20~24	ATCC 25922 ATCC 35218[a]
流感嗜血杆菌 副流感嗜血杆菌	HTM[d] 肉汤	5×10^5	35±2	5% CO_2	16~18	ATCC 49274 ATCC 49766 ATCC 35218[a]
肺炎链球菌及肺炎链球菌之外其他链球菌	MHA+2.5~5%融解马血	5×10^5	35±2	5% CO_2	20~24	ATCC 49619

注：a: 大肠埃希菌 ATCC 35218 为监控 β-内酰胺/β-内酰胺酶抑制剂复合制剂纸片用。

b: 对于葡萄球菌属细菌，测苯唑西林、甲氧西林、萘夫西林和万古霉素需 24 小时，试验温度超过 35℃不能检测耐甲氧西林葡萄球菌。

c: 对于肠球菌属细菌，测万古霉素需 24 小时。

d: HTM 为嗜血杆菌试验培养基

3. 微量稀释法

（1）抗菌药物稀释：根据测定范围将抗菌药物用 M-H 肉汤 2 倍稀释成一系列浓度，最高浓度为待测浓度的 2 倍，如 256μg/ml。

（2）加样：在无菌 96 孔聚苯乙烯 U 型微量板的每排标记上"测试菌、标准菌和待测药物"等的编号和顺序。

用微量加样器在每排第 12 孔内加 50μl M-H 肉汤。然后按照从低浓度的顺序从第 11 孔到第 1 孔依次加入 50μl 稀释的药液。每排抗菌药物的最终稀释浓度分别为 128，64，32，16，8，4，2，0.5，0.25，0.125μg/ml。

测试菌和标准菌的准备同试管稀释法。用生理盐水将菌液校正到 0.5 麦氏比浊标准，再用 M-H 肉汤稀释 1∶100，使含菌量为 1×10^6CFU/ml，然后每孔接种 50μl。最终接种量为 5×10^4 个菌（接种浓度为 5×10^5CFU/ml）。

（3）孵育：将微孔板振荡 1 分钟，使各孔内溶液混匀，加盖并用胶纸密封以减少孵育过程中的蒸发，置湿盒内于 35℃孵育 16~20 小时。

（4）结果判断：无肉眼可见生长的最低药物浓度为测定药物对测试菌的MIC。为使结果清晰显示，可在每孔中加入0.5%氯化三苯四氮唑（TTC）5μl，35℃孵育1~3小时后有细菌生长者呈红色，有助于结果判断。也可借助比浊仪判读结果。

有时根据需要测定MBC（最小杀菌浓度）：从无菌生长的试管（微孔）吸取0.1ml加到冷却至50℃的M-H琼脂混合倾注平板，同时以前述的稀释1∶1000（或1∶200）的原接种液作倾注平板，培养48~72小时后菌落计数，计数≤0.1%的最初接种菌量的最初药物浓度即为抗菌药物的MBC（即接种菌减少99.9%）。

（5）质量控制：原则与宏量稀释法相同。

（三）注意事项

培养基、接种菌量、蛋白质结合率、抗菌药物的配制、结果观察的时间等因素均能影响本试验的结果。此外，液体稀释法不适于做磺胺药或甲氧苄啶等抑菌剂的药敏试验，因为敏感株在被抑制前已可繁殖数代，从而结果的终点不清，而应用琼脂稀释法可获满意的结果。

【实验结果】

1. 药敏试验稀释法结果记录（表5-10）

表5-10　药敏试验稀释法结果

管号	1	2	3	4	5	6	7	8	9	10	11	12	13	对照
测试菌或质控菌														
最终药物浓度（μg/ml）														
结果（生长或抑制）														

2. 结果分析及药敏报告（表5-11）

表5-11　药敏结果报告

标本号＿＿＿＿＿＿＿＿＿＿＿＿＿

分离菌＿＿＿＿＿＿＿＿＿＿＿＿＿

药物名称	MIC值	结果报告	判断标准

检验者＿＿＿＿＿＿＿＿

检验日期＿＿＿＿＿＿＿

三、E 试验

【实验目的】

1. 掌握　E试验（E-test）的操作方法。
2. 熟悉　E试验的质量控制要点。
3. 应用　细菌对抗菌药物的敏感性，指导临床合理使用抗菌药物。

【实验内容】

1. E试验的操作。
2. E试验结果的测量与判读。

【必备知识】

E试验设计原理　E试条是一条5mm×50mm的无孔试剂载体，一面固定有一系列预先制备的，浓度呈连续指数增长的抗菌药物，另一面有读数和判别的刻度。抗菌药物的梯度可覆盖有 20 个 MIC 对倍稀释浓度的宽度范围，其斜率和浓度范围对判别有临床意义的 MIC 范围和折点有较好的关联。

【实验方法】

（一）准备

1. 菌种 金黄色葡萄球菌 ATCC 29213、大肠埃希菌 ATCC 25922 或 35218、铜绿假单胞菌 ATCC 27853、粪肠球菌 ATCC 29212。

2. 培养基与试剂 水解酪蛋白（M-H）琼脂（MRSA/MRSE 用 M-H 琼脂 +2%NaCl；肺炎链球菌用 M-H 琼脂 +5% 脱纤维羊血；厌氧菌用布氏杆菌血琼脂；嗜血杆菌用 HTM；淋病奈瑟菌用 GC 琼脂 +1% 添加剂）、无菌生理盐水、0.5 麦氏比浊管（厌氧菌和真菌菌悬液浓度为 1 个麦氏单位）、E 试验试条。

3. 其他 无菌棉拭子、药条置放器或镊子、药条置放模板、接种环。

（二）步骤

1. 菌液准备 同 K-B 纸片琼脂扩散法配制 0.5 麦氏浓度的测试菌液。

2. 涂布接种 将测试菌液用棉拭子涂布接种 M-H 培养基。

3. 贴放 E 试条 待琼脂表面稍干后，用药条置放器或无菌镊子将 E 药敏试条放置于平板表面，试条 MIC 刻度面朝上，浓度最大处靠平板边缘。直径为 140mm 的平板内可放置 6 条 E 试验试条，90mm 平板可放置 1~2 条。

4. 孵育 孵育温度和时间与纸片琼脂扩散法相同。

5. 结果判断 孵育后围绕试条可形成一个椭圆形抑菌圈，抑菌圈和试条的横向相交处的刻度读数（IC 值）即是该抗菌药物对测试菌的最低抑菌浓度（MIC）。

6. 质量控制 与稀释法相同。

（三）注意事项

1. 药敏试条两侧的抑菌圈与试条相交处位于试条上所示上下刻度之间时，读取浓度较高的一侧所示的读数。

2. 药敏试条两侧的抑菌圈与试条相交处不一致时，读取刻度数值较高的一侧所示的读数。

3. 沿药敏试条边缘生长的细菌线在阅读结果时可忽略不计。

4. β- 内酰胺酶抑制剂因其固有活性等原因可能会导致沿药敏试条的下端形成一下延的抑菌圈，此时的 MIC 应是椭圆形抑菌圈正常椭圆线的延伸与药敏试条相交处的刻度读数。

5. 在椭圆形抑菌圈与药敏试条相交处或圈内有小菌落或大菌落时，应读生长被完全抑制的部分与药敏试条相交处的读数。

6. 出现双抑菌圈时，应读生长被完全抑制的部分与药敏试条相交处的读数。

7. 测试抑菌抗菌药物时，或接种菌量过高时，应读 80% 抑菌部分或生长被明显抑制的部分与药敏试条相交处的读数。

8. 当椭圆形抑菌圈在与药敏试条相交处呈凹下延伸时，阅读凹下起始处椭圆形切线的读数。一般高于完全抑制部位 0.5~1 个稀释度。

【实验结果】

1. E 试验结果记录（表 5-12）

表 5-12 E 试验结果记录

菌种	测试菌	质控菌
MIC		

2. 结果分析及报告

_____药物对_____质控菌的 MIC 为_____

_____药物对_____测试菌的 MIC 为_____

四、β- 内酰胺酶和超广谱 β- 内酰胺酶检测

【实验目的】

1. 掌握　β- 内酰胺酶检测操作方法；超广谱 β- 内酰胺酶（ESBLs）检测操作方法。

2. 熟悉　β- 内酰胺酶检测原理；超广谱 β- 内酰胺酶检测原理。

3. 应用　β- 内酰胺酶结果阳性的临床意义；ESBLs 结果阳性的临床意义。

【实验内容】

1. β- 内酰胺酶试验。

2. 超广谱 β- 内酰胺酶（ESBLs）试验。

【必备知识】

1. β- 内酰胺酶　该酶能水解 β- 内酰胺类抗菌药物结构中的 β- 内酰胺环，使药物失去抗菌活性。产生 β- 内酰胺酶是细菌对 β- 内酰胺类抗菌药物耐药的主要机制。检测细菌是否产生 β- 内酰胺酶，对临床合理选用抗菌药物有重要参考价值。

2. 超广谱 β- 内酰胺酶（ESBLs）　是能水解所有青霉素类、头孢菌素类和单酰胺类氨曲南的一类酶，主要在于大肠埃希菌、肺炎克雷伯菌等肠杆菌科及不动杆菌、铜绿假单胞菌等非肠杆菌科中检出。该酶由质粒介导，可在菌株间转移和传播，极易导致细菌产生耐药性，给临床抗感染治疗带来很大困难。

【实验方法】

（一）准备

1. 菌种　质控菌株肺炎克雷伯菌 ATCC700603 和大肠埃希菌 ATCC25922，临床分离的肺炎克雷伯菌、大肠埃希菌。

2. 培养基　M-H 培养基。

3. 试剂　头孢硝噻吩纸片、头孢他啶（30μg）、头孢他啶 / 克拉维酸（30μg /10μg）、头孢噻肟（30μg）、头孢噻肟 / 克拉维酸（30μg /10μg）药敏纸片。

4. 其他　试管、吸头、接种环、无菌生理盐水。

（二）步骤

1. β- 内酰胺酶试验

（1）取头孢硝噻吩纸片 1 片，用 1 滴无菌蒸馏水浸润。

（2）对于革兰阳性球菌，直接用无菌牙签挑取 16~20 小时的菌落或其细菌悬液涂抹头孢硝噻吩纸片，对于革兰阴性杆菌，提取细菌裂解液涂抹头孢硝噻吩纸片；8~10 分钟后观察结果，纸片由黄色变为红色为阳性，表示为产 β- 内酰胺酶细菌。

2. 超广谱 β- 内酰胺酶（ESBLs）试验

（1）ESBLs 初筛试验：按照常规标准纸片扩散法进行操作，在 M-H 培养基上贴头孢泊肟、头孢他啶、头孢噻肟、头孢曲松、氨曲南纸片，35℃孵育 18~20 小时。结果判断：头孢泊肟抑菌圈直径≤17mm、头孢他啶≤22mm、头孢噻肟≤27mm、头孢曲松≤25mm、氨曲南≤27mm，如待测菌为肺炎克雷伯菌、产酸克雷伯菌、大肠埃希菌，任何一种药物的抑菌圈达到上述标准，即提示菌株为初筛试验阳性；如待测菌为奇异变形杆菌，当头孢泊肟抑菌圈直径≤22mm 或头孢他啶≤22mm 或头孢噻肟≤27mm 时，提示菌株为初筛试验阳性。

（2）ESBLs 表型确证试验：上述初筛试验阳性的细菌，用常规标准纸片扩散法操作，在 M-H 培养基分别贴上头孢他啶（30μg）与头孢他啶 / 克拉维酸（30μg /10μg），头孢噻肟（30μg）与头孢噻肟 / 克拉维酸（30μg /10μg），35℃孵育 18~20 小时。结果判断：两组中任何一组加克拉维酸的复合物与单药相比，抑菌圈直径≥5mm 时，判断为产 ESBLs 菌株。

（三）注意事项

ESBLs 试验注意事项同纸片扩散法药敏试验。培养基质量、药敏纸片质量、接种菌量、操作技术、孵育条件、抑菌圈测量工具的精度等，均能影响结果的准确性。

【实验结果】

（一）观察与记录

1. β- 内酰胺酶试验结果（表 5-13）

表 5-13　β- 内酰胺酶试验结果

纸片 ＼ 菌种	待测菌		质控菌	
头孢硝噻吩纸片颜色				

2. ESBLs 试验结果（纸片扩散法）

（1）初筛试验结果（表 5-14）

表 5-14　纸片扩散法初筛试验结果

抗菌药物 ＼ 抑菌环 ＼ 菌种	待测菌		质控菌	
头孢噻肟				
头孢他啶				

（2）确证实验结果（表 5-15）

表 5-15　纸片扩散法确证实验结果

菌种 ＼ 抑菌圈 ＼ 抗菌药物		单药	复合药物
待检菌	肺炎克雷伯菌		
	大肠埃希菌		
质控菌	肺炎克雷伯菌		
	大肠埃希菌		

（二）结果分析及报告

（陈　菁）

【练习题】

（一）单项选择题

1. 纸片扩散法药物敏感试验常用的培养基为

　A. 布氏琼脂　　　　　　　　B. M-H 琼脂　　　　　　　　C. 营养琼脂

　D. 肉汤琼脂　　　　　　　　E. HE 琼脂

2. 直径 9cm 的 M-H 平板中，一般最多可贴几张药敏纸片

　A. 4 片　　　　B. 5 片　　　　C. 6 片　　　　D. 7 片　　　　E. 8 片

3. 倾注 M-H 平板时培养基的厚度为

A. 3mm   B. 2mm   C. 4mm   D. 5mm   E. 6mm

4. MIC 的单位

    A. mg/ml   B. μg/ml   C. mg/L   D. μg/L   E. g/ml

5. 最低杀菌浓度的英文缩写为

    A. TBC   B. MBC   C. BAC   D. CBC   E. KBC

（二）多项选择题

1. 超广谱 β- 内酰胺酶试验检测对象包括

    A. 大肠埃希菌   B. 奇异变形杆菌   C. 阴沟肠杆菌

    D. 肺炎克雷伯菌   E. 产酸克雷伯菌

2. β- 内酰胺酶的测定法有

    A. 微生物培养法   B. 碘 - 淀粉测定法   C. 酸测量法

    D. 头孢硝噻吩法   E. 纸片扩散法

3. 常规检测 β- 内酰胺酶的细菌，包括

    A. 淋病奈瑟菌   B. 流感嗜血杆菌   C. 肠球菌

    D. 肠杆菌科   E. 葡萄球菌

4. 联合药物敏感试验的结果有

    A. 协同   B. 累加   C. 无关   D. 拮抗   E. 扩散

（三）案例分析

    某细菌室工作人员在做药物敏感试验的纸片扩散法时，发现自己配制的 M-H 平板厚度明显超过 4mm。请分析，用这样药敏平板做试验，对结果会产生什么影响？用什么方法可以进行质量控制？

实验六　微生物控制技术

一、物理控制法

【实验目的】

1. 掌握　常用的物理消毒、灭菌方法和应用范围。

2. 熟悉　消毒灭菌在检验中的意义。

3. 应用　为微生物的控制、医院感染、生物安全防范等奠定基础。

【实验内容】

1. 干热与湿热消毒灭菌技术。

2. 紫外线消毒。

【必备知识】

1. 高温灭菌法的原理　高温能导致微生物的蛋白质变性凝固，因而对其具有明显的致死作用。

2. 紫外线杀菌的原理　紫外线作用于微生物细胞内 DNA，使 DNA 上相邻的两个胸腺嘧啶共价结合而形成二聚体，干扰 DNA 复制，可导致微生物死亡。

【实验方法】

（一）准备

1. 菌种　大肠埃希菌、枯草芽胞杆菌、嗜热脂肪芽胞杆菌纸片、枯草芽胞杆菌黑色变种纸片等。

2. 设备　手提式高压蒸汽灭菌器、干烤箱、特制的紫外线灯等。

3. 其他　待灭菌物品、肉汤管、培养箱等。

（二）步骤

1. 高压蒸汽灭菌　高压蒸汽灭菌法是用高压蒸汽灭菌器进行灭菌。

（1）检查灭菌器电源、各功能阀，正常时可使用。将锅内加水至规定刻度，然后放入待灭菌物品及装有嗜热脂肪芽胞杆菌纸片的小试管（各物品间留出一定间隙，使物品均匀受热），盖紧锅盖。

（2）打开放气阀，接通电源开始加热，待器内冷空气放尽后，关闭放气阀。

（3）继续加热直至压力表达到所需压力时开始计算时间，调节热源，维持 15~20 分钟即可达到灭菌目的。通常蒸汽锅内气压在 0.103MPa/cm^2 时，温度达 121.3℃，经 15~20 分钟，可杀死所有细菌繁殖体和芽胞。

（4）灭菌完毕关闭热源，使压力缓缓下降至指针到 0 时，方可打开防气阀，再开盖取出灭菌物品。

（5）将嗜热脂肪芽胞杆菌的纸片放入溴甲酚紫蛋白胨水培养基中 50℃培养 48 小时。如培养基不变色表示无细菌生长，说明此次消毒灭菌合格。

2. 间歇灭菌

（1）将待灭菌的血清、牛乳等培养基放入流动蒸汽灭菌锅（或普通蒸锅）内，用 100℃的蒸汽 30 分钟杀死培养基内细菌。

（2）将灭菌后的培养基放入培养箱内或室温下放置 24 小时，使细菌芽胞萌发成为繁殖体。然后将培养基放入流动蒸汽灭菌锅（或普通蒸锅）内，用 100℃的蒸汽 30 分钟再次杀死培养基内细菌繁殖体。

（3）将上述方法再进行一次，如此连续 3 次，即可达到完全灭菌的目的。

3. 干热灭菌　是运用干烤箱对物品进行灭菌。

（1）检查并保证干烤箱的电源、温控器等处于正常。

（2）将欲灭菌的耐热物品包装后放入箱内，并放入含枯草芽胞杆菌黑色变种菌片，关闭箱门，接通电源，打开鼓风机使温度均匀。

（3）当温度升至 100℃时关闭鼓风机，使温度继续升至 160℃，维持 2 小时，关闭电源。

（4）待箱内温度降至 40℃以下时，方可打开箱门取物。取出枯草芽胞杆菌黑色变种菌片，放入液体培养基，37℃培养 72 小时 观察最终消毒灭菌效果。

4. 煮沸消毒

（1）取 7 支肉汤培养基，编为 1、2、3、4、5、6、7 号，1、2、3 三管接种大肠埃希菌（无芽胞菌），4、5、6 三管接种枯草芽胞杆菌（有芽胞菌），7 号管不接种细菌作阴性对照。

（2）将 1、4 两管同时放入 100℃水浴内煮沸 5 分钟，取出置 35℃温箱培养 18~24 小时，观察细菌生长情况。

（3）将 2、5 两管同时放入 100℃水浴内煮沸 1 小时，取出置 35℃温箱培养 18~24 小时，观察细菌生长情况。3、6 两管不加热作阳性对照，与 7 号管一并置 35℃恒温箱培养 18~24 小时观察细菌生长情况。

5. 紫外线消毒

（1）用接种环取大肠埃希菌菌液，在无菌的普通琼脂平板上做密集划线，将细菌均匀涂布于平板的表面。

（2）开启平皿盖的一半（或用无菌滤纸覆盖一半培养基，暴露另一半），距离紫外线灯管 1m 以内，打开紫外线灯，紫外线照射 30 分钟，盖好平皿盖，置 37℃，培养 24 小时，取出观察结果。

（三）注意事项

1. 灭菌用设备使用前必须仔细检查保证安全。

2. 待灭菌物品的包裹不要太大,也不应放置过挤,防止影响灭菌效果。

3. 进行高压蒸汽灭菌时,必须将容器内冷空气完全排出,否则压力表所示压力与应达到的温度不符,将影响灭菌效果。

4. 待灭菌的玻璃器材须洗净后再进行灭菌。平皿、吸管等需包装、塞上胶(棉)塞。

5. 用干烤箱灭菌时应,灭菌温度不得超过180℃,否则棉塞和包扎纸张可被烧焦甚至起火。

6. 紫外线杀菌处理时,光源与被消毒物品之间的距离应在1m以内。

7. 由于紫外线也可以破坏人体细胞的DNA,所以实验者不能长时间暴露于紫外光源下,避免造成皮肤和黏膜的损伤。

【实验结果】

(一)观察、记录

1. 高压蒸汽、间歇、干热灭菌记录(表6-1)

表6-1 高压蒸汽、间歇、干热灭菌记录

灭菌方法	消毒物品	温度	压力	时间	效果
高压蒸汽法					
间歇灭菌法					
干热法					

2. 煮沸消毒记录(表6-2)

表6-2 煮沸消毒记录

试管号	1	2	3	4	5	6	7
肉汤培养基							
接种细菌							
100℃ 5min							
100℃ 1h							
37℃培养24h							
现象							

3. 紫外线消毒记录(表6-3)

表6-3 紫外线消毒记录

观察点	未照射区域	照射区域
菌落计数		

(二)结果分析及报告

物品消毒是否合格;煮沸消毒对细菌繁殖体和芽胞作用的结果分析;紫外线消毒效果比较。

二、化学控制法

【实验目的】

1. 掌握 常用的化学消毒剂及化学消毒法。

2. 熟悉 常用化学消毒剂的用途。

3. 应用 为微生物的控制、医院感染、生物安全防范等奠定基础。

【实验内容】

常用化学消毒剂的抑菌试验。

【必备知识】

1. 常用化学消毒剂的杀菌或抑菌机制 化学消毒剂的种类繁多，杀菌及抑菌机制各异，概括起来有以下几方面的因素：①使菌体蛋白质变性和沉淀；②影响细菌酶的活性；③改变细菌的表面张力，破坏细胞壁，或改变细胞膜的通透性，使细菌溶解或破坏等。

2. 各种化学消毒剂的抑菌谱及适用范围、配伍禁忌 碘酒、红汞、甲紫溶液均可用于皮肤的消毒。碘酒对皮肤、黏膜有强烈刺激性，如作皮肤消毒用，应用 70% 乙醇脱碘，不宜用于破损皮肤、眼及口腔黏膜的消毒，不得与碱、生物碱、水合氯醛、酚、硫化硫酸钠、淀粉、鞣酸同用或接触；红汞在酸性液中可析出，不可与碘酊同时涂用，不可入口，不可长期大面积使用，以防汞剂吸收中毒，长期连续使用可影响肾功能；甲紫主要对革兰阳性菌有杀灭作用，对其他革兰阴性菌和抗酸菌几乎无作用，本品只能用于局部未破损皮肤，但不宜长期使用，严禁内服。

【实验方法】

（一）准备

1. 培养基 普通琼脂平板。

2. 细菌培养物 葡萄球菌和大肠埃希菌肉汤培养物。

3. 消毒剂 2.5% 碘酒、2% 红汞、2% 甲紫溶液。

4. 其他 无菌镊子、无菌滤纸片、无菌棉签、生理盐水。

（二）步骤

1. 用无菌棉签沾取葡萄球菌和大肠埃希菌肉汤培养物少许，分别均匀密集涂布于普通琼脂平板上，待菌液干燥。

2. 用无菌镊子夹取已分别浸有无菌生理盐水、2.5% 碘酒、2% 红汞、2% 甲紫的滤纸片，去除纸片上多余药液，分别贴在培养基表面，每张纸片的距离约为 2.5cm。

3. 将普通琼脂平板置于 35℃ 温箱内孵育 18~24 小时，观察纸片周围有无抑菌环。分别测量不同消毒剂琼脂周围抑菌环的直径，以毫米为单位记录结果。

（三）注意事项

1. 控制好每张纸片间的距离。

2. 纸片碰到培养基后不能移动位置。

【实验结果】

1. 观察、记录 记录各消毒剂消毒结果（表6-4）。

表6-4 各消毒剂消毒结果

抑菌环直径（mm） 菌名	2.5%碘酒	2%红汞	2%甲紫	无菌生理盐水（对照）

2. 结果分析及报告（分析比较各消毒剂的作用）。

三、消毒剂的消毒效果检查

【实验目的】

1. 熟悉 消毒剂的消毒效果检查方法。

2. 应用　检测消毒剂的质量、消毒剂的选择提供依据。

【实验内容】

消毒剂的最小杀菌浓度检测。

【必备知识】

1. 消毒剂消毒效果的影响因素　主要有：消毒剂的性质及浓度、微生物种类及数量、环境温度、有机物的存在等。

2. 消毒剂的配伍禁忌　（见本实验"二、化学控制法"）。

【实验方法】

（一）准备

1. 常用菌种　金黄色葡萄球菌 ATCC25923，大肠埃希菌 ATCC25922，铜绿假单胞菌 ATCC27853，枯草芽胞杆菌黑色变种 ATCC9372，白假丝酵母菌 ATCC10231，实验时根据需要任选取一种，也可选其他菌种（株）。

2. 培养基　营养肉汤和营养琼脂，真菌用沙氏培养基、胰蛋白胨大豆琼脂培养基等。

3. 其他　缓冲液（PBS）、消毒剂、无菌试管、吸管、接种环、酒精灯、生物安全柜、培养箱等。

（二）步骤

1. 取 10 支试管，每支加无菌蒸馏水 2.5ml 放入 20℃ 水浴中，将消毒剂作倍比稀释，最后一支不含消毒剂。

2. 每管加用 0.03mol/L PBS 配制的菌液 2.5ml，使最终含菌浓度为 10^6 CFU/ ml。

3. 加菌后 5、10、15、30、60 分钟，从每管各取出 0.5ml 加入含中和剂的 4.5ml 营养肉汤内，摇匀后置 35℃ 孵育 24 小时，观察细菌生长情况，无菌生长者继续培养 7 天。

4. 以无菌生长管消毒液的最低浓度为最低杀菌浓度（MBC）；以无菌生长管的最短消毒时间为该浓度杀菌的最快有效时间。

（三）注意事项

评价消毒效果的试验时，要遵循以下原则：①要使用国家规定的标准菌株；②选用适宜于试验细菌生长的培养基和温度进行复苏培养；③应设对照；④应用适合的中和剂去除残留的消毒剂；⑤用合理的生物负荷，如细菌量约 10^6 CFU/ ml；⑥严格无菌操作，防止杂菌污染。

【实验结果】

（一）观察、记录

记录消毒剂在不同作用时间、不同浓度下对细菌生长情况的影响（表 6-5）。

表 6-5　消毒剂在不同作用时间、不同浓度下对细菌生长情况的影响

管号	1	2	3	4	5	6	7	8	9	10（对照）
消毒剂浓度										
作用时间 5min										
10min										
15min										
30min										
60min										

（二）结果分析及报告

1. 报告最低杀菌浓度（MBC）。

2. 报告最快杀菌有效时间及浓度。

（黄静芳）

【练习题】

（一）单项选择题

1. 关于紫外线杀菌，不正确的是

A. 紫外线的杀菌作用与波长有关

B. 紫外线损坏细胞的 DNA 构型

C. 紫外线的穿透力弱，所以对人体无损害

D. 紫外线适用于空气或物体表面的消毒

E. 一般用低压水银蒸气灯做紫外线杀菌处理

2. 杀灭芽胞最常用和有效的方法是

A. 紫外线照射　　　　　　B. 煮沸 5 分钟　　　　　　C. 巴氏消毒法

D. 流通蒸汽灭菌法　　　　E. 高压蒸汽灭法

3. 乙醇消毒最适宜的浓度是

A. 100%　　　B. 95%　　　C. 75%　　　D. 50%　　　E. 30%

4. 灭菌是指

A. 杀死物体上所有微生物的方法

B. 杀死物体上病原微生物的方法

C. 抑制微生物生长繁殖的方法

D. 物体中无活菌存在

E. 杀死细菌繁殖体的方法

5. 用高压蒸汽灭菌器进行灭菌时，所需的条件是

A. 100.3℃，15~30 分钟，0.130MPa/cm^2

B. 121.3℃，15~20 分钟，0.103MPa/cm^2

C. 160℃，2 小时，0.103MPa/cm^2

D. 221.3℃，15~20 分钟，0.130MPa/cm^2

E. 100℃，1 小时，1.003MPa/cm^2

（二）多项选择题

1. 关于化学消毒剂的杀菌机制，正确的是

A. 酚类、醇类等可使菌体蛋白变性凝固

B. 某些氧化剂、金属盐类可干扰细菌的酶系统

C. 表面活性剂、脂溶剂可损伤细菌细胞膜

D. 烷化剂可使细菌蛋白质、核酸烷基化

E. 酸碱类可损伤细菌细胞壁和细胞膜

2. 关于低温保存细菌，下列叙述正确的是

A. 低温保存细菌时，温度必须迅速降低，否则可促使细菌死亡

B. 冷冻时加入甘油、血清、牛奶等保护剂，可使细菌增多

C. 反复多次冻融细菌可造成大部分细菌死亡

D. 在低温状态下真空抽干，去尽水分，可避免解冻时对细菌的损伤

E. 目前保存菌种最好的方法是冷冻真空干燥法

模块二

项 目 检 验

实验七 常见细菌检验

一、葡萄球菌检验

【实验目的】

1. 掌握 葡萄球菌的检验程序、检验方法。

2. 熟悉 葡萄球菌的鉴定与鉴别要点。

3. 应用 临床标本中葡萄球菌的鉴定,培养学生综合分析问题及解决问题的能力。

【实验内容】

1. 葡萄球菌的分离培养及菌落特征、形态染色特征观察。

2. 葡萄球菌的生化与药敏鉴定。

【必备知识】

1. 葡萄球菌属检验程序(图7-1)。

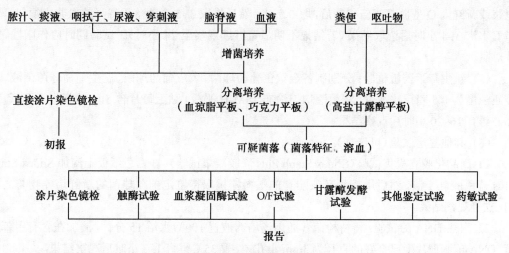

图7-1 葡萄球菌属检验程序

2. 葡萄球菌的形态与培养特性 为革兰阳性球菌,葡萄串状排列。液体培养基中可呈单、双或短链状排列。在固体培养基不同菌株可产生不同脂溶性色素如金黄色、白色、柠檬色。金黄色葡萄球菌在血琼脂平板上产生 β- 溶血现象。

3. 葡萄球菌鉴定 主要通过形态染色特征、触酶试验、血浆凝固酶试验、新生霉素敏感试验、甘露醇发酵试验等进行鉴定与鉴别。

【实验方法】

(一) 准备

1. 菌种 金黄色葡萄球菌、表皮葡萄球菌、腐生葡萄球菌等。

2. 培养基　血琼脂平板、高盐甘露醇平板、高盐卵黄平板、普通琼脂平板、普通肉汤、M-H平板、O/F 葡萄糖培养基、甘露醇发酵管等生化微量管、含甲苯胺蓝 -DNA 琼脂的已打好孔的玻板。

3. 试剂　3%H$_2$O$_2$（新鲜配制）、革兰染色液、新鲜血浆、生理盐水、0.5 麦氏标准比浊管、无菌液状石蜡、Slidex Staph Plus 乳胶凝集试剂盒、新生霉素药敏纸片等。

4. 其他　载玻片、毫米尺或游标卡尺、小镊子、光学显微镜、接种环、酒精灯、无菌棉拭子、小试管（13mm × 100mm）、培养箱等。

（二）步骤

1. 分离培养　将金黄色葡萄球菌、表皮葡萄球菌、腐生葡萄球菌以分区划线法分别接种于血琼脂平板、高盐甘露醇平板、高盐卵黄平板、普通琼脂平板，置 35℃培养箱中孵育 18~24 小时后观察细菌菌落特征。

2. 革兰染色镜检　挑取平板上的单个菌落少许进行革兰染色镜检。

3. 生化与药敏鉴定

（1）触酶试验：挑取平板上的菌落，置于洁净的玻片上，滴加新鲜配制的 3% 过氧化氢溶液 1~2 滴，静置，在 1 分钟内观察结果。

（2）O/F 试验：分别将金黄色葡萄球菌、表皮葡萄球菌、腐生葡萄球菌各接种两支 O/F 葡萄糖生化管，其中一支加入灭菌液状石蜡。置 35℃培养箱中孵育 18~24 小时后观察结果。

（3）甘露醇发酵试验：分别将金黄色葡萄球菌、表皮葡萄球菌、腐生葡萄球菌接种于甘露醇微量发酵管，置 35℃培养箱中孵育 18~24 小时后观察结果。

（4）凝固酶试验：①玻片法（测定结合型凝固酶）：取 1 滴生理盐水于洁净的玻片上，用接种环挑取待检菌一环于生理盐水中，制成浓的菌悬液，无自凝现象。然后加一环家兔血浆混合（以 EDTA 抗凝兔血浆为最好），10 秒内观察结果。②试管法（测定游离型凝固酶）：用生理盐水将兔血浆或新鲜人 O 型血浆 4 倍稀释后，取 0.5ml。然后挑取 3~5 个菌落于稀释的血浆中混匀。置 37℃水浴 3~4 小时后读取结果（若结果不明显可继续观察至 24 小时）。试验同时应作阳性、阴性对照。

（5）新生霉素药敏试验：分别制备金黄色葡萄球菌、表皮葡萄球菌、腐生葡萄球菌菌液，并校正浊度为 0.5 麦氏比浊管，将菌液均匀涂布于 M-H 平板，贴上每片含 5μg 的新生霉素纸片，35℃孵育 16~20 小时后观察结果。

（6）其他鉴定试验（可选项）

1）商品化胶乳凝集试验（Slidex Staph Plus 乳胶凝集试验）：在白色纸板上滴加 Slidex Staph Plus 蓝色胶乳 1 滴，然后用接种环或配有的塑料棒挑取待鉴定葡萄球菌的新鲜培养物与之混匀，立等观察结果。

2）耐热 DNA 酶试验：将待检菌普通肉汤培养液置 100℃水浴 15 分钟，滴加在含有甲苯胺蓝 -DNA 琼脂玻片上已打好的直径为 3mm 小孔内，置 35℃孵育 1~3 小时后观察结果。

（三）注意事项

1. 金黄色葡萄球菌是病原微生物，鉴定操作应在生物安全柜中进行。

2. 触酶试验所用的过氧化氢应临用时配制；勿在平板尤其是血平板上进行触酶试验，以免出现假阳性；每次试验时，应以阳性和阴性菌株做对照。

3. 凝固酶试验玻片法结果应在 10 秒内观察；试验菌悬液浓度宜大；试验不可用高盐培养基上的菌落，否则可能出现细菌自凝现象，造成假阳性。

4. 血浆凝固酶试验试管法，观察结果时，应轻轻倾斜试管，不要振动或摇动试管，以防凝块被破坏。孵育前 4 小时每 30 分钟观察 1 次，阴性者继续孵育至 24 小时，因有些金黄色葡萄球菌产生的凝固酶量少，培养 24 小时后才能观察到凝固酶活性。

5. 玻片法可作为快速筛选用,而试管法更为准确,所以玻片法阴性或迟缓凝固时需用试管法证实。

【实验结果】

(一)观察、记录试验结果

1. 葡萄球菌在平板和肉汤中的生长现象(表7-1)

表7-1 3种葡萄球菌在不同培养基上生长现象

菌种	血琼脂平板	高盐甘露醇平板	高盐卵黄平板	普通琼脂平板	肉汤
金黄色葡萄球菌					
表皮葡萄球菌					
腐生葡萄球菌					

2. 革兰染色镜检结果(表7-2)

表7-2 葡萄球菌革兰染色镜检结果

菌种	染色性	形态	排列
金黄色葡萄球菌			
表皮葡萄球菌			
腐生葡萄球菌			

3. 生化反应结果(表7-3)

表7-3 3种葡萄球菌生化反应结果

菌种	触酶试验	O/F 试验	甘露醇发酵	凝固酶	
				玻片法	试管法
金黄色葡萄球菌					
表皮葡萄球菌					
腐生葡萄球菌					

4. 药敏试验结果(表7-4)

表7-4 3种葡萄球菌新生霉素药敏试验结果

菌种	抑菌圈直径(mm)	药敏试验结果(S或R)
金黄色葡萄球菌		
表皮葡萄球菌		
腐生葡萄球菌		

(二)结果分析及报告

(郑韵芳)

二、链球菌检验

【实验目的】

1. 掌握 链球菌属的形态及培养特性,链球菌属的鉴别方法。

2. 熟悉 链球菌的鉴定依据。

3. 应用 用于临床各类标本中链球菌的分离与鉴定。

【实验内容】

1. 链球菌的分离培养及形态染色特征、菌落特征观察。

2. 链球菌生化与药敏鉴定。

3. 链球菌快速分群试验。

【必备知识】

1. 链球菌属检验程序（图7-2）

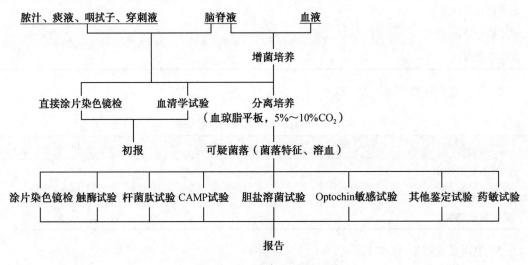

图7-2 链球菌属检验程序

2. 链球菌鉴定与鉴别常用试验 A 群链球菌鉴定：杆菌肽敏感试验；B 群链球菌鉴定：CAMP 试验；D 群链球菌鉴定：胆汁七叶苷试验；肺炎链球菌与甲型链球菌鉴别：Optochin 敏感试验、胆汁溶菌试验、菊糖分解试验等。

3. 链球菌快速分群试验 用 A、B、D 群抗原的免疫血清分别致敏的胶乳颗粒，与具有相应群特异性抗原的链球菌发生间接胶乳凝集反应，可在 10 分钟内对链球菌抗原性分群鉴定。

【实验方法】

（一）准备

1. 菌种 A 群链球菌、B 群链球菌、D 群链球菌、肺炎链球菌、甲型溶血性链球菌等。

2. 培养基 血琼脂平板，血清肉汤、胆汁七叶苷、6.5% 氯化钠肉汤、血液 M-H 平板等。

3. 试剂 新鲜血浆、3%H_2O_2、10% 去氧胆酸钠溶液、革兰染色试剂，A、B、D 群链球菌胶乳凝集试验试剂，杆菌肽药敏纸片、Optochin 药敏纸片。

4. 器材 接种环、载玻片、黑色玻璃板、镊子、游标卡尺、酒精灯、光学显微镜、生物安全柜、培养箱等。

（二）步骤

1. 链球菌培养

（1）分离培养：分别将 A、B、D 群链球菌，肺炎链球菌，甲型溶血性链球菌分区划线接种于血琼脂平板，置 5%~10%CO_2 环境，35℃培养箱中孵育 18~24 小时。

（2）血清肉汤培养：分别将 A、B、D 群链球菌，肺炎链球菌，甲型溶血性链球菌接种于血清肉汤中，置 5%~10%CO_2 环境、35℃培养箱中孵育 18~24 小时。

2. 涂片染色镜检 分别取 A、B、D 群链球菌，肺炎链球菌及甲型溶血性链球菌培养物进行涂片、革兰染色、镜检。

3. 生化与药敏鉴定

（1）触酶试验：挑取链球菌的培养物进行触酶试验。

（2）七叶苷分解试验：分别将 A、B、D 群链球菌接种于七叶苷生化培养基中，35℃培养箱中孵育 18~24 小时后观察。

（3）菊糖试验：将肺炎链球菌、甲型溶血性链球菌接种于菊糖培养基，置 35℃培养箱中孵育 18~24 小时后观察。

（4）CAMP 试验：在血琼脂平板上，用金黄色葡萄球菌划种一条直线，再分别将 A、B 群链球菌在距金黄色葡萄球菌接种线 3mm 处呈直角接种一短线，用同样方法接种阴性和阳性对照菌，35℃培养箱中孵育 18~24 小时。

（5）胆盐溶菌试验：①平板法：直接将 10% 去氧胆酸钠溶液滴在菌落上，置 35℃孵育 30 分钟后观察结果；②试管法：直接将 10% 去氧胆酸钠溶液滴在血清肉汤培养物中，置 35℃孵育 15~30 分钟后观察结果。

（6）杆菌肽敏感试验：将 A、B、D 群链球菌分别密集划线于血液 M-H 平板上，粘贴 0.04U 杆菌肽药敏纸片，经 35℃孵育 18~24 小时后观察结果。

（7）Optochin 敏感试验：将肺炎链球菌、甲型溶血性链球菌分别密集划线于血液 M-H 平板上，粘贴 5μg Optochin 药敏纸片，置 35℃培养箱中孵育 18~24 小时后观察结果。

4. 胶乳凝集试验　用 A、B 等各群抗原的免疫血清分别致敏的胶乳颗粒，与链球菌进行间接胶乳凝集反应，于 10 分钟内观察结果。

（三）注意事项

1. 进行胆盐溶菌试验（平板法）时，应仔细观察消失的菌落是溶菌还是被试剂冲走移位。

2. 链球菌快速分群乳胶凝集试验结果判断　在 2~10 分钟内观察结果，发生胶乳凝集即为阳性。

【实验结果】

（一）观察、记录

1. 链球菌生长现象（表 7-5）

表 7-5　链球菌生长现象

菌种	血琼脂平板	血清肉汤
A 群溶血性链球菌		
B 群溶血性链球菌		
D 群链球菌		
肺炎链球菌		
甲型溶血性链球菌		

2. 链球菌革兰染色结果（表 7-6）

表 7-6　链球菌革兰染色结果

菌种	形态	排列	染色性
A 群溶血性链球菌			
B 群溶血性链球菌			
D 群链球菌			
肺炎链球菌			
甲型溶血性链球菌			

3. 生化试验结果（表7-7）

表7-7 生化试验结果

菌种	触酶试验	七叶苷试验	菊糖试验	CAMP试验	胆盐溶菌试验
A群溶血性链球菌					
B群溶血性链球菌					
D群链球菌					
肺炎链球菌					
甲型溶血性链球菌					

4. 链球菌血清分群结果（表7-8）

表7-8 链球菌血清分群结果

菌种	胶乳凝集试验
A群溶血性链球菌	
B群溶血性链球菌	
D群链球菌	

5. 链球菌药敏鉴定结果（表7-9）

表7-9 链球菌药敏鉴定结果

菌种	杆菌肽敏感试验		Optochin敏感试验	
	抑菌圈直径（mm）	结果	抑菌圈直径（mm）	结果
A群溶血性链球菌				
B群溶血性链球菌				
D群链球菌				
肺炎链球菌				
甲型溶血性链球菌				

（二）结果分析与报告

（刘 新）

三、大肠埃希菌检验

【实验目的】

1. 掌握 大肠埃希菌的鉴定要点及鉴定依据。
2. 熟悉 大肠埃希菌的检验方法。
3. 应用 用于临床各类标本中大肠埃希菌的分离与鉴定。

【实验内容】

1. 大肠埃希菌的分离培养及形态学检查。
2. 大肠埃希菌生化鉴定。

【必备知识】

1. 大肠埃希菌形态染色及菌落特性 大肠埃希菌为革兰阴性杆菌,在伊红亚甲蓝平板上为粉红色或紫黑色有金属光泽的菌落,在麦康凯或SS平板上为红色或粉红色菌落。

2. 大肠埃希菌鉴定　主要通过生化试验进行鉴定,如:氧化酶试验阴性,硝酸盐还原试验阳性;发酵乳糖、葡萄糖产酸产气;KIA试验结果常为AA＋–;IMViC结果为＋＋－－;MIU试验结果为＋＋－。

【实验方法】

(一)准备

1. 培养基　普通琼脂平板、血琼脂平板、中国蓝琼脂平板(或伊红亚甲蓝琼脂平板、麦康凯琼脂平板)、SS琼脂平板、KIA斜面培养基、IMViC试验用培养基、MIU培养基等。

2. 菌种　大肠埃希菌。

3. 试剂　革兰染液、生理盐水,氧化酶试剂等。

4. 器材　酒精灯、接种环(针)、载玻片、显微镜、培养箱、试管等。

(二)步骤

1. 分离培养及菌落性状观察　将大肠埃希菌分别接种于血平板、中国蓝平板(或伊红亚甲蓝平板、麦康凯平板)和SS平板,置于35℃培养18~24小时后观察结果。

2. 革兰染色镜检　挑取血平板上的大肠埃希菌菌落进行革兰染色后镜检。

3. 生化反应

(1)氧化酶试验:挑取大肠埃希菌菌落涂于洁净滤纸条,滴加氧化酶试剂。10秒内菌落变红色或紫黑色为阳性,不变色则为阴性。该菌为氧化酶阴性。

(2)其他生化鉴定试验:挑取大肠埃希菌分别接种于硝酸盐还原试验、KIA试验、MIU试验、IMViC试验、苯丙氨酸脱氨酶试验、赖氨酸脱羧酶、β-半乳糖苷酶试验、鸟氨酸脱羧酶试验、精氨酸双水解酶试验用的培养基中,置于35℃培养18~24小时后观察结果。

(三)注意事项

1. 进行生化试验接种时,尽量选取普通琼脂平板上的菌落。

2. 氧化酶试验时,应以大肠埃希菌标准菌株和铜绿假单胞菌标准菌株分别作为阴性对照和阳性对照。

3. 赖氨酸脱羧酶和鸟氨酸脱羧酶试验时,需在鉴定管中加入液状石蜡造成无氧环境。

【实验结果】

(一)观察、记录

1. 革兰染色结果观察记录。

2. 菌落性状观察记录(表7-10)

表7-10　菌落性状观察记录

平板培养基	大肠埃希菌菌落性状
血平板	
中国蓝平板	
SS平板	

3. 生化反应结果观察记录(表7-11,表7-12)

表7-11　大肠埃希菌主要生化反应结果(一)

项目	KIA				IMViC				MIU		
	乳糖	葡萄糖	气体	H$_2$S	吲哚	甲基红	V-P	枸橼酸盐	动力	吲哚	脲酶
结果											

表 7-12 大肠埃希菌主要生化反应结果（二）

项目	氧化酶试验	硝酸盐还原试验	苯丙氨酸脱氨酶	赖氨酸脱羧酶	鸟氨酸脱羧酶	精氨酸双水解酶	β-半乳糖苷酶
结果							

（二）结果分析与报告

（孙运芳）

四、沙门菌属和志贺菌属检验

【实验目的】

1. 掌握　沙门菌属和志贺菌属的检验方法及鉴定要点。

2. 熟悉　沙门菌属和志贺菌属在肠道选择性平板上的菌落特征。

3. 应用　分离、鉴定沙门菌属和志贺菌属，用于临床各类标本中沙门菌属和志贺菌属的检验。

【实验内容】

1. 沙门菌属和志贺菌属的分离培养及菌落特点、形态染色特点观察。

2. 沙门菌属和志贺菌属的生化鉴定。

3. 沙门菌属和志贺菌属的血清学鉴定。

4. 肥达试验。

【必备知识】

1. 沙门菌属和志贺菌属在常用肠道选择性平板上的菌落特点　在肠道选择性平板上形成乳糖不发酵型菌落，产 H_2S 的沙门菌在 SS 平板上的菌落中心有黑色沉淀。

2. 沙门菌属和志贺菌属的鉴定　鉴定手段主要是生化试验和血清学鉴定。根据氧化酶试验、KIA 试验、MIU 试验等初步鉴定到属，再根据血清学试验，并结合生化反应进行最后鉴定，确定其种、型、亚型等。

3. 肥达试验原理　用已知伤寒沙门菌 O、H 抗原，以及甲、乙副伤寒沙门菌 H 抗原，与待检者血清进行试管凝集试验，测定血清中相应抗体的效价，以辅助诊断伤寒、副伤寒。

【实验方法】

（一）准备

1. 菌种　伤寒沙门菌、甲型副伤寒沙门菌、福氏志贺菌、宋内志贺菌。

2. 培养基　血平板、麦康凯平板和 SS 平板；硝酸盐还原试验、KIA、MIU、IMViC 试验用培养基等。

3. 试剂　革兰染液、氧化酶试剂；沙门菌属多价和单价诊断血清，志贺菌属多价和单价诊断血清。伤寒沙门菌 O 和 H 抗原，甲型、乙型副伤寒沙门菌的 H 抗原 PA 和 PB 等。

4. 器材　酒精灯、接种环、接种针、载玻片、显微镜、培养箱、移液器等。

（二）步骤

1. 分离培养　将伤寒沙门菌、甲型副伤寒沙门菌、福氏志贺菌、宋内志贺菌分别接种于血平板、麦康凯平板和 SS 平板，置于 35℃ 培养 18~24 小时后观察结果。

2. 革兰染色镜检　分别挑取血平板上伤寒沙门菌、甲型副伤寒沙门菌、福氏志贺菌、宋内志贺菌菌落适量，进行革兰染色，然后于显微镜下观察。

3. 生化反应

（1）氧化酶试验：分别挑取平板上的伤寒沙门菌、甲型副伤寒沙门菌、福氏志贺菌、宋内志贺菌菌落涂于洁净滤纸条上进行氧化酶试验。

（2）其他生化鉴定试验：将伤寒沙门菌、甲型副伤寒沙门菌、福氏志贺菌、宋内志贺菌分别接种于硝酸盐还原试验、KIA 试验、IMViC 试验、MIU 试验、苯丙氨酸脱氨酶试验、赖氨酸脱羧酶、β-半乳糖苷酶试验、鸟氨酸脱羧酶试验、精氨酸双水解酶试验的培养基中，置于 35℃培养18~24 小时后观察结果。

4. 血清学鉴定

（1）沙门菌血清学鉴定：取上述沙门菌与沙门菌属 A-F 多价 O 抗血清进行玻片凝集反应试验，若发生凝集，则分别用代表各群沙门菌的单价 O 因子血清进行玻片凝集试验，帮助定群；再用 H 因子血清检查第一相和第二相鞭毛抗原，结合生化反应结果判断沙门菌的血清型。

如果细菌生化反应符合沙门菌，但与 A-F 多价 O 血清不产生凝集现象，则可能有表面抗原（Vi）存在，可通过加热或传代去除 Vi 抗原后再进行凝集试验。如去除 Vi 抗原后仍不凝集，则可能为 A-F 以外菌群。

（2）志贺菌血清学鉴定：取上述志贺菌，与志贺菌属 4 种多价血清进行玻片凝集试验，若发生凝集，则进一步与各群志贺菌单价血清依次进行凝集试验，确定型、亚型。

5. 肥达反应

（1）抽取静脉血约 3ml 于真空管中，3000r/m 离心 5 分钟，分离得血清。

（2）取小试管 28 支放于试管架上，共 4 排 7 列，于第一列 4 支小试管，自上而下依次标明"O"、"H"、"PA"、"PB"，分别代表 O 抗原、H 抗原、PA 抗原和 PB 抗原，见表 7-13。

表 7-13　肥达试验方法

| | 小试管（每管加 0.5ml 稀释血清） | | | | | | 对照管 |
---	1:20	1:40	1:80	1:160	1:320	1:640	生理盐水
O 抗原	0.5	0.5	0.5	0.5	0.5	0.5	0.5
H 抗原	0.5	0.5	0.5	0.5	0.5	0.5	0.5
PA 抗原	0.5	0.5	0.5	0.5	0.5	0.5	0.5
PB 抗原	0.5	0.5	0.5	0.5	0.5	0.5	0.5
血清最终稀释倍数	1:40	1:80	1:160	1:320	1:640	1:1280	—

（3）取中试管一支，加生理盐水 3.8ml，取血清 0.2ml，混匀，即为 1:20 稀释血清。取 1:20 稀释血清加入第一列的 4 支小试管中，每支 0.5ml。

中试管中剩余 1:20 稀释血清 2ml，再加入生理盐水 2ml，即为 1:40 稀释血清。取 1:40 稀释血清加入第二列的 4 支小试管中，每支 0.5ml。

按上述方法将中试管内剩余稀释血清用生理盐水倍比稀释后，再加入下一列小试管中，直至第 6 列。

第 7 列的小试管内分别加入生理盐水 0.5ml 为对照管。

（4）在第 1 列至第 7 列的小试管中再分别加入诊断抗原，每支 0.5ml。第 1 排至第 4 排的小试管中分别加入伤寒沙门菌 O 抗原、伤寒沙门菌 H 抗原、甲型副伤寒沙门菌 H 抗原 PA、乙型副伤寒沙门菌 H 抗原 PB。

（5）振荡片刻充分混匀后，将试管架放于 37℃水浴箱 4 小时或 45℃水浴箱 2 小时，取出后不要振荡，尽快观察；或放 4℃冰箱内过夜，第二天观察并记录结果。

（6）结果观察时，先观察对照管，应无凝集反应，再观察其他小试管的凝集情况，并与对照管比较。根据凝集块多少和液体透明度，判断结果（表 7-14）。

表 7-14 肥达反应结果判断标准

结果	凝集块	液体透明度
–	无细菌凝集块	液体均匀混浊
+	管底仅有少量细菌凝集成块	上清液混浊,上清液澄清度 25%
++	约 50% 细菌凝集成块沉于管底	上清液澄清度达 50%
+++	大部分细菌凝集成块沉于管底	上清液澄清度达 75%
++++	细菌全部凝集成块沉于管底	上清液完全澄清

一般伤寒沙门菌 O 抗体凝集效价≥80,H 抗体效价≥160,副伤寒 A、B、C 的 H 抗体效价≥80 有意义。若 O、H 抗体均升高,则伤寒、副伤寒可能性大;O 抗体不高而 H 抗体高可能为预防接种的回忆反应;O 抗体高而 H 抗体不高则可能为感染早期或与伤寒沙门菌 O 抗原有交叉反应的其他沙门菌感染,可于一周后复查,如 H 抗体升高则可诊断。

（三）注意事项

1. 进行生化反应时,应尽量选取普通营养平板或血平板上的菌落。

2. 肥达试验时,应在发病早期及恢复期分别采集血清标本进行检查,若恢复期比初次效价≥4 倍者有诊断价值。

【实验结果】

（一）观察、记录

1. 革兰染色结果观察记录

2. 菌落性状观察记录（表 7-15）

表 7-15 菌落性状观察记录

	血平板	麦康凯平板	SS 平板
伤寒沙门菌			
甲型副伤寒沙门菌			
福氏志贺菌			
宋内志贺菌			

3. 生化反应结果观察记录（表 7-16,表 7-17）

表 7-16 沙门菌属和志贺菌属生化反应结果（一）

菌名	KIA				IMViC				MIU		
	乳糖	葡萄糖	气体	H₂S	吲哚	甲基红	V-P	枸橼酸盐	动力	吲哚	脲酶
伤寒沙门菌											
甲型副伤寒沙门菌											
福氏志贺菌											
宋内志贺菌											

表 7-17 沙门菌属和志贺菌属生化反应结果(二)

菌名	氧化酶试验	硝酸盐还原试验	苯丙氨酸脱氨酶	赖氨酸脱羧酶	鸟氨酸脱羧酶	精氨酸双水解酶	β-半乳糖苷酶
伤寒沙门菌							
甲型副伤寒沙门菌							
福氏志贺菌							
宋内志贺菌							

4. 记录血清学反应结果(表 7-18)

表 7-18 血清学反应结果

细菌	发生凝集的诊断血清
伤寒沙门菌	
甲型副伤寒沙门菌	
福氏志贺菌	
宋内志贺菌	

5. 记录肥达反应结果(表 7-19)

表 7-19 肥达反应结果

试管号	1	2	3	4	5	6	对照
血清最终稀释度							
TO							
TH							
PA							
PB							

注: 反应结果以 −、+、++、+++、++++ 表示

(二)实验分析与报告

(夏乾峰)

五、变形杆菌检验

【实验目的】

1. 掌握 变形杆菌的主要生物学特征、鉴定依据。

2. 熟悉 变形杆菌的检验方法。

3. 应用 用于临床各类标本中变形杆菌的鉴定。

【实验内容】

1. 变形杆菌属和志贺菌属的分离培养及菌落特点、形态染色特点观察。

2. 变形杆菌属细菌鉴定常用生化试验。

【必备知识】

1. 变形杆菌的培养特征 在血液琼脂平板上可形成迁徙生长现象;在肠道选择性培养基中形成不分解乳糖的菌落,在 SS 平板上,因产生 H_2S 而形成中心黑色的菌落。

2. 变形杆菌的鉴定 根据氧化酶、脲酶、苯丙氨酸脱氨酶、KIA、MIU 等试验初步鉴定到

属,再根据吲哚试验、VP 试验、鸟氨酸脱羧酶试验等鉴定到种。

【实验方法】

（一）准备

1. 菌种　变形杆菌。

2. 培养基　血平板、麦康凯平板和 SS 平板,半固体培养基,硝酸盐还原试验、KIA 试验、MIU 试验、IMViC 试验用培养基。

3. 试剂　革兰染色液、氧化酶试剂等。

4. 器材　酒精灯、接种环、接种针、载玻片、显微镜、培养箱等。

（二）步骤

1. 分离培养　取变形杆菌分别接种于血平板、麦康凯平板和 SS 平板,置于 35℃培养 18~24 小时后观察结果。

2. 革兰染色镜检　挑取血平板上变形杆菌菌落适量,进行革兰染色及显微镜下观察。

3. 生化反应

（1）氧化酶试验:挑取血平板上变形杆菌菌落涂于洁净滤纸条上,滴加氧化酶试剂,10 秒钟内观察结果。

（2）其他生化鉴定试验:将变形杆菌接种于硝酸盐还原试验、KIA 试验、IMViC 试验、MIU 试验、苯丙氨酸脱氨酶试验、赖氨酸脱羧酶试验、β- 半乳糖苷酶试验、鸟氨酸脱羧酶试验、精氨酸双水解酶试验的培养基中,置于 35℃培养 18~24 小时后观察结果。

4. 动力试验　挑取变形杆菌穿刺接种于半固体培养基。

（三）注意事项

1. 变形杆菌的迁徙生长现象给混合细菌的分离带来困难,此时需要抑制变形杆菌的迁徙。常用方法有:在培养基中添加抑制剂(如:0.1% 苯酚)、琼脂含量提高至 5%~7%。

2. 进行生化反应时,应尽量取普通营养平板或血平板上的菌落。

【实验结果】

（一）观察、记录

1. 革兰染色结果观察记录。

2. 菌落性状观察记录（表 7-20）

表 7-20　菌落性状观察

	血平板	麦康凯平板	SS 平板
变形杆菌			

3. 生化反应　将各项生化反应结果记录在表 7-21 和表 7-22 中。

表 7-21　变形杆菌生化反应结果（一）

菌名	KIA				IMViC				MIU		
	乳糖	葡萄糖	产气	H_2S	吲哚	甲基红	V-P	枸橼酸盐	动力	吲哚	脲酶
变形杆菌											

表 7-22　变形杆菌生化反应结果（二）

菌名	氧化酶试验	硝酸盐还原试验	苯丙氨酸脱氨酶	赖氨酸脱羧酶	鸟氨酸脱羧酶	精氨酸双水解酶	β- 半乳糖苷酶
变形杆菌							

（二）实验分析与报告

（夏乾峰）

六、铜绿假单胞菌检验

【实验目的】

1. 掌握　铜绿假单胞菌的形态染色、培养特性和菌落特征。

2. 熟悉　铜绿假单胞菌的主要生化反应。

3. 应用　用于对临床各类标本中铜绿假单胞菌进行检验。

【实验内容】

1. 铜绿假单胞菌形态观察。

2. 铜绿假单胞菌的分离培养与菌落观察。

3. 铜绿假单胞菌生化反应。

【必备知识】

1. 铜绿假单胞菌的形态染色特征　革兰阴性杆菌，无芽胞，无荚膜，单端有1~3根鞭毛，运动活泼。

2. 铜绿假单胞菌菌落特征　在普通琼脂平板上可产生绿脓素和荧光素等色素；在血液琼脂平板上的菌落为灰绿色，扁平湿润，边缘不规则，表面有金属光泽，有生姜味，常可见透明溶血环；在麦康凯培平板、SS平板上形成细小无光泽半透明菌落。

3. 铜绿假单胞菌鉴定方法　根据菌落特征、色素、特殊气味、菌体形态、氧化酶、氧化发酵（O/F）靛基质、明胶液化、硝酸盐还原、精氨酸双水解酶、脲酶、枸橼酸盐利用等试验作出鉴定。

【实验方法】

（一）准备

1. 菌种　铜绿假单胞菌。

2. 培养基　营养琼脂平板、血液琼脂平板、SS平板、麦康凯平板、O/F发酵管、硝酸盐培养基、精氨酸双水解培养基、枸橼酸盐培养基、赖氨酸脱羧酶培养基等。

3. 试剂　氧化酶试剂、革兰染色液、鞭毛染色液、生理盐水等。

4. 器材　光学显微镜、培养箱、载玻片、盖玻片、接种针、接种环、酒精灯、香柏油等。

（二）步骤

1. 分离培养及菌落性状观察　取铜绿假单胞菌划线接种于营养琼脂平板、血琼脂平板、SS琼脂平板、麦康凯琼脂平板，35℃培养18~24小时，观察平板上菌落特征及色素等。

2. 形态结构观察

（1）革兰染色镜检：取平板上的铜绿假单胞菌菌落涂片，革兰染色镜检。

（2）动力检查：取铜绿假单胞菌接种于液体培养基，35℃培养18~24小时，用压滴法观察细菌动力。

（3）鞭毛染色观察：取铜绿假单胞菌液体培养物涂片作鞭毛染色，镜下观察细菌鞭毛。

3. 生化反应

（1）氧化酶试验：用滤纸条沾取被检菌落，进行氧化酶试验。

（2）氧化发酵（O/F）试验：取待检菌接种2支O/F发酵管，其中1管加灭菌液状石蜡以隔绝空气，验证待测菌的发酵特征；另1管不加液状石蜡，验证待测菌的氧化特征。置35℃孵箱培养18~24小时后观察结果。

（3）其他生化反应：取铜绿假单胞菌进行靛基质、尿酶、枸橼酸盐利用、精氨酸双水解等试验。

（三）注意事项

1. 临床分离的菌株中有部分不产生色素，尤其是从痰液中分离的菌落为黏液型的铜绿假单胞菌，常不产生色素，但在室温中接种数代后常可恢复典型菌落和产生色素能力。

2. 对于不产生色素的铜绿假单胞菌，可通过硝酸盐还原试验产生氮气，42℃生长以及在含2.0g/L 的硫酸镉琼脂生长进行鉴定。

【实验结果】

（一）观察、记录

1. 记录铜绿假单胞菌革兰染色、鞭毛染色及压滴法检查结果（表 7-23）

表 7-23　铜绿假单胞菌革兰染色、鞭毛染色及压滴法检查结果

结果
革兰染色
鞭毛染色
压滴法

2. 记录铜绿假单胞菌生长现象（表 7-24）

表 7-24　铜绿假单胞菌生长现象

营养琼脂	血平板	SS琼脂平板	麦康凯平板
铜绿假单胞菌			

3. 记录铜绿假单胞菌生化反应（表 7-25）

表 7-25　铜绿假单胞菌生化反应

生化试验	氧化酶	O/F	吲哚	尿素酶	枸橼酸盐	精氨酸双水解酶
铜绿假单胞菌						

（二）结果分析与报告

（胡生梅）

七、结核分枝杆菌镜检

【实验目的】

1. 掌握　抗酸染色技术方法、结果报告方式。
2. 熟悉　抗酸染色技术的原理；荧光染色方法、结果报告。
3. 应用　观察标本中的抗酸性细菌，多用于临床标本中结核分枝杆菌的检查。

【实验内容】

1. 姜 - 尼抗酸染色法。
2. 荧光染色染色法（选择进行）。

【必备知识】

1. 抗酸染色原理　抗酸性细菌（如结核分枝菌、麻风杆菌等）因细胞壁含有大量的脂质，用一般染色法不易着色，需用 5% 的苯酚复红染液加温或延长染色时间才能着色，着色后不易被3% 盐酸乙醇脱色，而被染成红色。非抗酸菌易被 3% 盐酸乙醇脱色，脱色后可被亚甲蓝染液染

成蓝色。

2. 结核分枝杆菌的形态染色特征 痰液中的结核分枝杆菌多呈抗酸染色阳性,菌体比较柔软细长,可见分枝状排列。

3. 肺结核患者痰液标本的采集与处理 以晨痰较好。因结核分枝菌能够抵抗酸、碱,所以可加入适量 40g/L NaOH 溶液或 6% H_2SO_4 溶液于痰标本中,以杀灭痰液中的其他杂菌。

【实验方法】

(一)准备

1. 标本 肺结核患者痰液(也可用卡介菌做成模拟临床标本)。

2. 试剂 萋-尼抗酸染色液、金胺 O 染液、40g/L NaOH 溶液、汽油二甲苯、消毒剂等。

3. 器材 生物安全柜、显微镜、载玻片、接种环、酒精灯或红外接种环灭菌器、高压灭菌器等。

(二)步骤

1. 涂片

(1)直接涂片法:用接种环或竹签挑取痰标本的脓性或干酪样部分约 0.01ml,制成 10mm×10mm 大小的均匀薄涂片,或取上述标本 0.1ml,制成 20mm×15mm 大小的厚膜涂片,自然干燥,火焰固定。

(2)漂浮集菌涂片法:取痰标本 2~3ml,放入 100ml 锥形瓶内,加 1~2 倍量的 40g/L NaOH 溶液,经煮沸 30 分钟或 0.103MPa 高压灭菌 20~25 分钟,冷却后滴加汽油二甲苯 0.3ml,塞紧瓶口振摇(振荡器)10 分钟,加入 20g/L NaCl 溶液与瓶口齐平,静置 10~15 分钟,将抗酸菌漂浮至液面。用微量吸管或移液器吸取液体及汽油层之间的乳油样物,置于已预加温的载玻片上,反复 5~6 次,制片,干燥固定后,加乙醚或纯乙醇脱脂。或在加入 20g/L NaCl 溶液至瓶口静置 10~15 分钟后,把已做好标记的载玻片盖于瓶口上,静置 15~20 分钟,取下载玻片并迅速翻转使浸膜向上,自然干燥,火焰固定。

(3)沉淀集菌涂片法:取痰液标本 2~3ml,加 1~2 倍量的 40g/L NaOH 溶液混匀,经煮沸 30 分钟或 0.103MPa 高压灭菌 20~25 分钟,冷却后,3000r/min 离心 30 分钟,使结核分枝菌集中于试管底部,取沉淀物涂片,自然干燥,火焰固定。

2. 抗酸染色

(1)初染:细菌标本涂片经自然干燥固定后,先滴加苯酚复红染液覆盖整个痰膜,并稍多加些,弱火加温染色(勿煮沸腾或煮干涸)维持 5 分钟,冷却后水洗。

(2)脱色:用 3% 盐酸乙醇脱色(直至载玻片上无红色褪出),水洗。

(3)复染:用亚甲蓝液复染 1 分钟,水洗,待标本片干燥后镜检。

3. 荧光素染色法(金胺 O 染色法)

(1)涂片、固定:痰涂片(似抗酸染色)火焰固定,平放染色架上。

(2)初染:加金胺染色剂盖满痰膜,染色 10~15 分钟,水洗。

(3)脱色:加 3% 盐酸乙醇(脱色剂)盖满痰膜,脱色 3~5 分钟,至无黄色褪出,水洗。

(4)复染:加 0.5% 高锰酸钾(复染剂)盖满痰膜,染色 2 分钟,水洗。干后,镜检。

4. 镜检与报告

(1)抗酸染色:先用低倍镜观察整个涂片情况,选定视野后,用油镜观察涂片,在蓝色背景下可见红色细长或略弯曲的杆菌,有分枝生长趋向,即为抗酸染色阳性菌(即抗酸菌)。抗酸染色结果按下列方式分级报告(表 7-26)。

表7-26 萋-尼抗酸染色镜检结果分级报告标准

报告方式	镜检结果
–	仔细检查300个视野未发现抗酸杆菌
±※	300个视野内发现1~2条抗酸菌（痰涂膜镜检3遍）
+	100个视野内发现1~9条抗酸菌（痰涂膜镜检1遍）
++	10个视野内发现1~9条抗酸菌
+++	每个视野内发现1~9条抗酸菌
++++	每个视野内发现9条以上抗酸菌

注：※一般报告实际细菌数量

（2）荧光染色：荧光显微镜检查，高倍镜计数、观察抗酸杆菌。在暗色背景下，抗酸杆菌呈现黄绿色或橙色荧光。检查结果按下列标准报告（表7-27）。

表7-27 结核分枝菌荧光染色结果判定与报告

报告方式	镜检结果
–	仔细检查50个视野未发现抗酸杆菌
±※	50个视野内发现1~9条抗酸菌
+	50个视野内发现10~99条抗酸菌
++	每个视野内发现1~9条抗酸菌
+++	每个视野内发现10~99条抗酸菌
++++	每个视野内发现100条以上抗酸菌

注：※一般直接报告具体细菌数

（三）注意事项

1. 涂片一般自然干燥，再火焰固定；漂浮集菌法涂片干燥固定后，必须加乙醚或纯乙醇脱去多余脂类。

2. 滴加苯酚复红染液应覆盖整个痰膜并稍多，弱火加热至冒蒸气后，维持5分钟，切勿煮沸腾或煮干涸，随时补充染液以防干涸（注意适当降温后再滴加染液，以防载玻片碎裂）。

3. 水洗时，将载玻片倾斜，以细小水流冲于载玻片上端，使水流沿载玻片斜面流下，切忌将水流直接冲击痰膜部位，以免菌膜脱落，而影响结果观察。

4. 脱色时直至涂片上无红色或黄色褪出为止，脱色时间与涂片厚薄、大小、环境温度、盐酸含量（3%~5%）有关，但不可超过10分钟。

5. 荧光染色后应在24小时内完成检查，需隔夜时，置痰涂片于暗处4℃保存，次日完成检查。

6. 整个染色过程应在生物安全柜中操作，并做好自我防护措施；操作完毕后将容器与废弃物等一并进行高压蒸汽灭菌，或与操作台面同时以3%苯酚或其他可靠消毒液擦拭后，再用紫外线灯照射30分钟；应用可靠消毒剂浸泡洗手，以防实验室感染。

【实验结果】

（一）观察记录

1. 抗酸染色结果（表7-28）

表7-28 抗酸染色结果

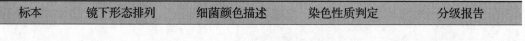

标本	镜下形态排列	细菌颜色描述	染色性质判定	分级报告

2. 荧光素染色法（金胺 O 法）结果（表 7-29）

表 7-29 荧光素染色法(金胺 O 法)结果

标本	镜下形态排列	细菌颜色描述	染色性质判定	分级报告

（二）结果分析及报告

（张加林）

【练习题】

（一）单项选择题

1. 葡萄球菌与链球菌最重要的鉴别试验是

    A. 触酶试验   B. 氧化酶试验   C. 葡萄糖发酵试验

    D. 杆菌肽敏感试验   E. 耐盐试验

2. 金黄色葡萄球菌与表皮或腐生葡萄球菌最主要的鉴别试验是

    A. 触酶试验   B. 新生霉素敏感试验   C. 凝固酶试验

    D. 甘露醇发酵试验   E. 产生脂溶性色素

3. 进行玻片法凝固酶试验，不需要的实验材料是

    A. 兔血浆   B. 生理盐水   C. 5% 红细胞悬液

    D. 待检细菌   E. 玻片

4. D 群链球菌与肠球菌的鉴别试验

    A. 溶血试验   B. 6.5%NaCl 生长试验   C. 胆盐溶菌试验

    D. Optochin 敏感试验   E. CAMP 试验

5. A 群链球菌的鉴别要点是

    A. 分解菊糖   B. 杆菌肽敏感试验   C. CAMP 试验阳性

    D. 链激酶试验阳性   E. 胆盐溶菌试验阳性

6. 肺炎链球菌与甲型溶血性链球菌最主要的鉴别试验是

    A. 杆菌肽敏感试验   B. CAMP 试验阳性   C. 链激酶试验阳性

    D. 新生霉素敏感试验   E. Optochin 敏感试验

7. O157：H7 的鉴别培养基为

    A. TCBS   B. SS 培养基   C. 中国蓝培养基

    D. 麦康凯培养基   E. 山梨醇麦康凯培养基

8. 克氏双糖铁 KIA 试验一般不用于观察

    A. 葡萄糖发酵   B. 乳糖发酵   C. 麦芽糖发酵

    D. 产气试验   E. 是否产生硫化氢

9. 常出现迁徙生长现象的细菌为

    A. 普通变形杆菌   B. 大肠埃希菌   C. 伤寒沙门菌

    D. 宋内志贺菌   E. 肺炎克雷伯菌

10. 初步鉴定肠道致病菌与非致病菌常用的试验是

    A. IMViC 试验   B. 甘露醇分解试验   C. 乳糖发酵试验

    D. 胆汁溶菌试验   E. 葡萄糖发酵试验

11. 下述铜绿假单胞菌生化反应不正确的是
  A. 不发酵葡萄糖 B. 氧化酶试验阳性 C. 产生 H_2S
  D. 枸橼酸盐利用试验阳性 E. 精氨酸双水解酶阳性

12. 铜绿假单胞菌的典型菌落是
  A. 菌落成灰绿色,大小不一,扁平湿润,边缘不规则,呈伞状伸展,表面常可见金属色泽
  B. 菌落圆形凸起,灰白色半透明,似大肠埃希菌菌落
  C. 菌落光滑凸起,呈黏液状
  D. 细小,无光泽半透明菌落
  E. 菌落中央凸起,边缘扁平,表面粗糙

13. 下列操作中,哪一项不符合生物安全原则
  A. 结核分枝菌接种完成后,接种环应立即灭菌
  B. 实验完成后,用可靠消毒液浸泡洗手
  C. 痰液标本直接在靠近酒精灯火焰处涂片染色
  D. 实验完成后实验室空气用紫外线灯照射消毒、实验台面用苯酚擦拭消毒
  E. 接种后,均应将实验物品用高压蒸汽灭菌后再行处理

14. 关于结核患者的标本检查,下列说法正确的是
  A. 液体培养基中结核分枝菌生长迅速
  B. 结核患者的痰液标本应先煮沸或高压灭菌后,再进行涂片检查
  C. 标本涂片染色操作时,工作人员可以边进食或饮水边操作
  D. 结核分枝菌常用巧克力色血平板分离培养
  E. 抗酸染色是确诊结核分枝菌的主要方法

15. 关于抗酸染色,下述错误的是
  A. 苯酚复红加温染色 5 分钟
  B. 亚甲蓝复染 1 分钟
  C. 3% 盐酸乙醇脱色
  D. 卢戈碘液媒染 1 分钟
  E. 菌体呈红色为抗酸菌,菌体呈蓝色为非抗酸菌

(二)多项选择题

1. 下述哪些是金黄色葡萄球菌的特点
  A. 血浆凝固酶试验阳性 B. 产生溶血素 C. 分解甘露醇
  D. 产生耐热核酸酶 E. 胆汁溶解试验阳性

2. 金黄色葡萄球菌的培养特性是
  A. 营养要求不高,在普通琼脂平板上就可生长
  B. 能产生脂溶性色素
  C. 分解菊糖产酸
  D. 某些菌株耐盐性强,可在含 10%~15%NaCl 的培养基中生长
  E. 专性需氧

3. 关于肺炎链球菌的特征叙述正确的是
  A. 革兰染色阳性
  B. 菌体呈矛头状、成双排列
  C. 荚膜具有致病性
  D. 产生芽胞
  E. 有鞭毛

4. 下列哪几项是 B 群链球菌的特征
   A. 杆菌肽敏感试验阳性   B. CAMP 试验阳性
   C. Optochin 敏感阳性   D. 触酶试验阴性
   E. 胆盐溶菌试验阳性

5. 无动力的细菌是
   A. 普通变形杆菌   B. 大肠埃希菌   C. 伤寒沙门菌
   D. 痢疾志贺菌   E. 肺炎克雷伯菌

6. 进行志贺菌的分离培养,可采集何种标本
   A. 血液   B. 尿液   C. 肛拭   D. 脓液   E. 黏液脓血便

7. 肥达试验可协助诊断
   A. 斑疹伤寒   B. 伤寒   C. 甲型副伤寒
   D. 乙型副伤寒   E. 丙型副伤寒

8. 痢疾病人粪便标本作细菌培养时应注意
   A. 采取带脓血或黏液的粪便
   B. 标本勿被小便污染
   C. 立即送检
   D. 不能及时送检时,应将标本保存于 30% 甘油缓冲液中
   E. 应立即涂片做革兰染色

9. 肥达反应中使用的抗原有
   A. 伤寒沙门菌"O"   B. 伤寒沙门菌"Vi"   C. 伤寒沙门菌 H
   D. 甲型副伤寒沙门菌 H   E. 乙型副伤寒沙门菌 H

10. 初步鉴定非发酵菌,主要试验包括
    A. 葡萄糖氧化发酵试验   B. 氧化酶试验   C. 动力试验
    D. 触酶试验   E. 需氧试验

11. 铜绿假单胞菌在血平板上的菌落特点包括
    A. 产生水溶性绿色素
    B. 菌落扁平,边缘不整齐,呈伞状伸展
    C. 有金属光泽,有水果气味
    D. 有生姜气味
    E. 在血平板上不溶血

12. 为了提高痰液标本抗酸染色的阳性检出率,可采用的方法有
    A. 直接涂片法   B. 漂浮集菌法   C. 沉淀集菌法
    D. 活组织检查法   E. 易感动物感染法

13. 结核分枝菌分离培养时正确的叙述有
    A. 最适 pH 6.5~6.8
    B. 最适温度 35℃
    C. 常用罗氏培养基培养
    D. 至少培养 8 周无可疑菌落生长,才作出阴性报告
    E. 需要较高的氧气、湿度环境

(三)案例分析

1. 将一脓汁标本接种于血琼脂平板,经 35℃ 培养 18~24 小时,平板上出现中等大小、表面光滑、凸起、边缘整齐、湿润不透明的菌落,在菌落周围有宽而大透亮的溶血环。取菌落少许进行革兰染色,镜下观察为球菌、紫色、呈葡萄串状排列。将新鲜配制的 3%H_2O_2 滴加在血琼脂平

板的菌落上,进行触酶试验,即刻出现大量的气泡。从菌落特征及镜检初步可报告什么细菌?判断上述操作过程是否存在问题并分析原因。如要进一步鉴定,还需进行什么试验?

2. 患者,女,20岁,入院前2周间歇性发热并有寒战,夜间体温39~40℃,发热期间左腹股沟有疼痛、肿胀。伴食欲缺乏,恶心、呕吐,时有咳嗽。体检左腹股沟有3cm×5cm肿块,肝、脾略肿大,腹部见玫瑰疹。血白细胞 $1.5×10^9/L$,中性粒细胞70%,淋巴细胞26%,单核细胞4%。肝功能正常,腹股沟穿刺获坏死性物质,伴巨噬细胞,血培养阴性,肥达试验结果:TO 1:320,TH 1:320,PA 1:40,PB 1:40。该患者很可能感染什么细菌,如何进一步确诊?

3. 患者,男,50岁。12天前因劳累后突起畏寒、发热39.7℃,伴有咳嗽咳痰,食欲减退,伴乏力。20小时前突然咳出大量黄绿色脓痰,伴咯血,立即转院。体格检查:体温38.7℃,发热面容。右下肺叩诊浊音,可闻及啰音。胸片示右中下肺野有一 5cm×4cm 空洞,空洞四周为浓密的炎症浸润阴影。

(1) 请问该患者可能患何种疾病?可能是什么细菌感染?

(2) 如何进行微生物检验辅助诊断病情?

实验八 医院感染监测

一、空气污染与消毒效果检测

【实验目的】

1. 掌握 自然沉降法测定空气菌落总数的方法。

2. 熟悉 空气菌落总数测定的取材要求,空气污染的细菌学判定指标,以及空气菌落总数测定对医院感染监控的意义。

3. 应用 监测医院空气污染和消毒效果,为监控医院感染,制定防范措施提供依据。

【实验内容】

自然沉降法检测空气中菌落总数。

【必备知识】

1. 微生物的分布 微生物广泛分布于自然界的空气中。

2. 空气中微生物的来源 来源于尘土,人和动物呼吸道飞沫、消化道排泄物等。

3. 空气中微生物学监测的意义 了解空气中所含微生物的数量,从而评价卫生状况,以便有的放矢地采取对策;评价空气消毒处理后的效果。

4. 空气污染检测方法 自然沉降法、滤过法等。

【实验方法】

(一) 准备

培养皿为直径90mm的营养琼脂平板。

(二) 步骤

1. 监测对象 医院各科室的空气。手术室、新生儿室、产房、烧伤病房、重症监护室等重点科室空气污染的控制,应成为医院感染管理中特别关注的重点。

2. 采样方法

(1) 采样要求:通常选择室内消毒处理后或进行医疗活动之前进行空气标本采样,若选择其他时段采样需注明。

(2) 采样高度:平板置于地面垂直高度80~150cm处。

(3) 布点方法:室内面积 <30m² 时,在房间一条对角线上的内、中、外处取3点采样,即中心一点,两端距墙1.0m处各取一点;室内面积≥30m²,设东、南、西、北4角和中央共5点采样,

东、南、西、北点距墙 1.0m。亦可根据室内面积布点大于 5 点，各点间距为 1m。

（4）平皿暴露采样：取营养琼脂平板，标记采样时间、地点、位置、环境条件（如温度、湿度等）。将培养基平皿打开，并将其盖向下扣放，防止皿盖人为污染影响检查结果，暴露 5~10 分钟，盖好平皿，置于 35℃ 培养 24~48 小时，计算菌落数。

（5）送检时间：采样后必须尽快对样品进行相应指标的检测，送检时间不得超过 6 小时，若样品保存于 0~4℃ 时，送检时间不得超过 24 小时。

3. 菌落计数　记录每只平板上的菌落数，按奥氏计算法，即在面积 A 为 100cm² 的培养基表面，5 分钟沉降下来的细菌数相当于 10L 空气中所含的细菌数。

$$菌落总数（CFU/m^3）= 1000 \div (A/100 \times T \times 10/5) \times N$$

将上述公式化简后得：

$$菌落总数（CFU/m^3）= 50\,000\,N/A \times T$$

公式中的 N = 平均菌落数（CFU）；A = 平皿面积（cm²）；T：平皿暴露于空气中的时间（分钟）。

（三）结果判定

参见表 8-1，表 8-2，表 8-3。

表 8-1　各类环境空气、物体表面、医护人员手细菌菌落总数卫生标准

环境类别	范围	空气平均菌落数		物体表面 CFU/cm²	医护人员手 CFU/cm²	特殊菌的检查
		CFU/皿	CFU/m³			
I 类	层流洁净手术室	符合 GB 50333 要求	≤10	≤5.0	≤5.0	不得检出 A、B、C、D
	层流洁净病房	≤4.0（30min）		≤5.0	≤5.0	
II 类	普通手术室、产房、婴儿室、早产室、普通保护性隔离室、供应室无菌区、烧伤病房、重症监护病房	≤4.0（15min）	≤200	≤5.0	≤5.0	不得检出 A、B、C、D、E
III 类	儿科病房、妇产科检查室、注射室、换药室、治疗室、供应室清洁区、急诊室、化验室、各类普通病房和房间	≤4.0（5min）	≤500	≤10.0	≤10.0	不得检出 A、B、D、E
IV 类	传染病科及病房	≤4.0（5min）	—	≤15.0	≤15.0	不得检出 A、B

注：A. 金黄色葡萄球菌；B. 大肠埃希菌；C. 铜绿假单胞菌；D. 溶血性链球菌；E. 沙门菌

表 8-2　医院传染病科及病房的静态和动态空气细菌总数要求

环境类别	范围	区域	静态空气细菌总数（CFU/m³）	动态空气细菌总数（CFU/m³）
IV 类	传染病科及病房	清洁区	≤750	≤1500
		半污染区	≤1000	≤2000
		污染区	≤1250	≤2500

表 8-3 以细菌总数评价空气的卫生标准(CFU/m³)

清洁程度	细菌总数
最清洁的空气(有空调)	1~2
清洁空气	<30
普通空气	31~125
临界环境	~150
轻度污染	<300
严重污染	>301

(四) 注意事项

1. 空气消毒后,整个检测过程必须严格地按无菌操作规程进行,防止操作过程中微生物的再污染而影响检验结果。

2. 采样前,关好门窗,在无人走动情况下,静置10分钟进行采样。

3. 奥氏公式没有考虑尘埃粒子大小、数量、气流情况、人员密度和活动情况,可能出现计算的浮游细菌数比实测的浮游细菌少的情况。

【实验结果】

1. 观察、记录(表8-4)

表 8-4 空气中菌落总数监测结果

平板位置	东	西	南	北	中
暴露时间(min)					
平板面积(cm²)					
CFU/皿					
平均CFU/皿					
CFU/m³					
评价					

2. 结果分析及报告

地点_____,时间_____,自然沉降法检测空气菌落总数为_____CFU/m³,提示该地空气卫生质量_____(如经过消毒后空气监测,请分析说明空气卫生质量有无改观)。

二、人和物体表面卫生监测

【实验目的】

1. 掌握 物体表面和皮肤表面细菌总数的测定方法。

2. 熟悉 物体表面、手部皮肤细菌计数的标本采集方法及要求。

3. 应用 用于物体表面卫生学检查、院内感染监测。

【实验内容】

1. 物体表面消毒效果监测。

2. 手部皮肤消毒效果监测。

【必备知识】

1. 微生物在人体的分布 人体皮肤及体内与外界相通的腔道存在着正常菌群。

2. 医院感染的来源 可来源于患者、医务人员等人体皮肤,其手部皮肤上的微生物是引发医院感染的主要途径之一。在控制医院感染的众多措施中,做好手部皮肤的清洁与消毒,是最重要、最简便易行的关键措施之一。

【实验方法】

（一）准备

1. 培养基　营养琼脂平板。

2. 其他器材　5cm×5cm 的标准灭菌规格板、无菌棉签、10ml 无菌生理盐水管或无菌洗脱液管（含0.5%硫代硫酸钠＋0.1%吐温-80 的 PBS）、无菌剪刀、无菌吸管等。

（二）步骤

1. 物体表面消毒效果监测

（1）监测对象：医院内物体表面，包括病房和医护办公室内的桌、椅、凳、床具、橱柜、门及门把手、窗户及窗台、水池和厕具等，同时也包括辅助科室的工作台面、仪器表面等物体表面。

（2）采样方法

1）采样时间：选择消毒处理后 4 小时内进行采样。

2）采样面积：采样表面 <100cm²，取全部表面；采样表面 ≥100cm²，取 100cm²。

3）采样方法：用 5cm×5cm 的标准灭菌规格板放在被检物体表面，用浸有洗脱液或无菌生理盐水的棉拭子 1 支，在规格板内横竖往返各涂抹 5 次，并随之转动棉拭子。连续采样 1~4 个规格板面积，剪去手接触部分的棉棒，将棉拭子放入采样液试管中立即送检。门把手、容器等不规则或小型物体采样，用棉拭子直接涂抹物体采样。

（3）检测方法

1）细菌总数检测：将采样管在混匀器上振荡 20 秒或用力振荡 80 次，用无菌吸管吸取 1ml 待检样品接种于灭菌平皿，每一样本接种 2 个平皿，然后倾注已溶化的 45~48℃营养琼脂 15~18ml，边倾注边摇匀，待琼脂凝固，置（36±1）℃温箱培养 48 小时，计数菌落数。采样结果计算方法：

$$物体表面细菌菌落总数（CFU/cm^2）= \frac{平板上平均菌落数 × 稀释倍数}{采样面积（cm^2）}$$

小型物体表面的结果计算，用 CFU/件表示。

2）致病菌检测：金黄色葡萄球菌、大肠埃希菌、铜绿假单胞菌、沙门菌检测，按各菌检验方法进行。

（4）结果判定：见表 8-1。

2. 手指皮肤消毒效果监测

（1）监测对象：医务人员的手。

（2）采样方法

1）采样时间：医院感染监测为洗手后，在接触患者以及医疗活动前采样（或洗手前，消毒洗手后各采样一份）。

2）采样方法：被检者五指并拢，将浸有无菌生理盐水采样液的棉拭子在双手指掌面从指根到指端来回涂搽各两次（一只手涂搽面积 30cm²），并随之转动采样棉拭子，剪去手接触部位，将棉拭子放入装有 10ml 采样液的试管内立即送检。

（3）检测方法

1）细菌总数检测：将采样管在混匀器上振荡 20 秒或用力振荡 80 次，用无菌吸管吸取 1ml 待检样品接种于灭菌平皿，每一样本接种 2 个平皿，倾注已溶化的 45~48℃营养琼脂 15~18ml，边倾注边摇匀，待琼脂凝固，置（36±1）℃温箱培养 48 小时，计数菌落数。采样结果计算方法：

$$手部皮肤细菌菌落总数（CFU/cm^2）= \frac{平板上平均菌落数 × 稀释倍数}{30 × 2}$$

举例：平皿上菌落数（10，8），结果为：9.0 × 10/60 = 1.5（CFU/cm²）

2）致病菌检测：金黄色葡萄球菌、大肠埃希菌、铜绿假单胞菌、沙门菌，按各菌检验方法进行。

（4）结果判定：见表 8-1。

（三）注意事项

1. 采样要有一定的标本数量且具有代表性才能反映真实污染情况；得出的污染率才准确，有些物体需采几份标本。

2. 注意在物体表面的重点部位采样，如氧气瓶过滤瓶中的水及胶管，手术台、治疗车、无影灯把手等。一般范围如病房的地面、墙面、门把、床头柜、椅子、床栏杆、暖气片、暖水瓶、洗脸盆、玩具；公共设施中厕所门把手、扶梯；洗脸间内的拖把、水池、水龙头、污水；医疗器具的氧气瓶、雾化器、吸引器、输液架、治疗桌、甚至听诊器、病历夹等；在妇产科、小儿科还应包括喂奶、洗澡等器具。

3. 禁止使用干棉拭子采样，应使棉拭处于湿润状态。

4. 对化学杀菌因子消毒效果的监测，采样液应为含经鉴定合格的中和剂的洗脱液。

5. 所采样本应及时检测，室温下存放不得超过 2 小时；4℃冰箱存放不得超过 4 小时。

【实验结果】

1. 观察、记录

（1）物体表面消毒效果监测记录（表 8-5）

表 8-5 物体表面消毒效果监测记录

平均菌落数（CFU）	稀释倍数	采样面积（cm²）	物体表面细菌菌落总数（CFU/cm²）

（2）手消毒效果监测记录（表 8-6）

表 8-6 手消毒效果监测记录

项目	采样稀释倍数	面积（cm²）	洗手前	洗手后
平均 CFU/皿				
CFU/cm²				
细菌消除率 *				
洗手效果评价 **				

注：* 细菌消除率 =（洗手前菌数 − 洗手后菌数）/洗手前菌数 ×100%

** 洗手效果：优—细菌消除率≥80%；良—细菌消除率≥70%；可—细菌消除率≥60%

2. 实验分析与报告

（1）物体表面消毒效果_____达到合格。

（2）手皮肤表面涂布细菌计数结果，洗手前_____CFU /cm²，洗手后_____CFU /cm²。

（王海河）

【练习题】

（一）单项选择题

1. 监测医院空气中的细菌数，采样方法中最简便、最常用的是

    A. 自然沉降法   B. 惯性撞击法   C. 过滤阻留法

    D. 液体法   E. 倾注培养法

2. 有关"医院感染"的叙述，哪一项是错误的

    A. 是指人们在医院接受诊断、治疗期间发生的感染

B. 病原体常具有耐药性

C. 主要由病原微生物引起

D. 病原体来源广泛

E. 病原体主要为病毒

3. 导致医院感染最重要的感染源是

A. 带菌者   B. 已感染的患者   C. 环境储源

D. 动物感染源   E. 医务人员

（二）多项选择题

1. 自然沉降法监测医院空气中的细菌数，正确的是

A. 用直径 90mm 的普通营养琼脂平板

B. 在消毒处理后与医疗操作前期间进行

C. 根据室内面积布点

D. 与地面垂直高度为 80~150cm 处

E. 暴露时间 1 分钟

2. 对手部皮肤表面进行细菌计数，采样方法正确的是

A. 一只手涂搽面积 $30cm^2$

B. 蘸取无菌生理盐水的棉签来回涂搽 10 次

C. 涂搽后棉签放入含 10ml 灭菌生理盐水的采样管内送检

D. 剪去手接触部分棉棒

E. 手指皮肤直接涂布培养基表面

3. 医院各类环境医护人员手细菌总数卫生标准是

A. Ⅰ类≤5CFU/cm^2 B. Ⅱ类≤5CFU/cm^2

C. Ⅲ类≤10CFU/cm^2 D. Ⅳ类≤15CFU/cm^2

E. Ⅳ类≥15CFU/cm^2

（三）案例分析

某医院外科手术患者，术后一天伤口发生感染，经查，手术室空气菌落总数测定为 50CFU/m^3，试分析是否是导致感染发生的原因？如何处置？怎样监测？

实验九　常见真菌检验

一、皮肤癣真菌检查

【实验目的】

1. 掌握　常见皮肤癣真菌的直接镜检技术。

2. 熟悉　皮肤癣真菌的菌落特征。

3. 应用　临床各种皮肤癣真菌的鉴定。

【实验内容】

1. 常见皮肤癣真菌标本的直接镜检。

2. 常见皮肤癣真菌的菌落观察。

【必备知识】

1. 皮肤癣真菌的形态与结构　皮肤癣真菌属多细胞真菌，由菌丝与孢子两大基本结构组成。菌丝和孢子的形态因菌种不同而异，是鉴别真菌的重要标志。

2. 皮肤癣真菌的致病性　皮肤癣菌常在皮肤局部大量繁殖，通过机械刺激和代谢产物的

作用引起局部炎症和病变。

3. 皮肤癣真菌的检验 检验方法主要有标本直接镜检、菌落性状观察等。

【实验方法】

(一) 准备

1. 标本 红色毛癣菌阳性的皮屑、犬小孢子菌阳性的头屑、絮状表皮癣菌阳性的皮屑。

2. 培养物 沙氏培养基上的红色毛癣菌菌落、犬小孢子菌菌落、絮状表皮癣菌菌落。

3. 试剂 10% 的 KOH、乳酸酚棉蓝染液。

4. 其他 酒精灯、盖玻片、载玻片、显微镜、擦镜纸、镊子等。

(二) 步骤

1. 直接镜检

(1) 不染色标本检查法：分别将红色毛癣菌阳性的皮屑、犬小孢子菌阳性的头屑、絮状表皮癣菌阳性的皮屑放置玻片上，滴加 10% 的 KOH，覆盖盖玻片，等待 10 分钟左右或火焰上方微加热，使组织或角质溶解，也可稍加按压盖片，使溶解的组织分散开，吸去周围溢液。在弱光下先于低倍镜观察，再以高倍镜观察真菌菌丝及孢子。

(2) 乳酸酚棉蓝染色法：取乳酸酚棉蓝染液一滴滴加在清洁玻片上，将皮屑标本置于染液中，覆盖盖玻片（加热或不加热）后镜检。

2. 菌落观察 观察红色毛癣菌、犬小孢子菌、絮状表皮癣菌在沙氏培养基上的菌落特征。

(三) 注意事项

1. 阴性结果不能排除真菌感染，可疑结果应作复查或其他检验方法鉴定。

2. 注意与其他混合物加以区别，真菌的孢子、菌丝均有一定的形态结构，而混杂物形态多样。

3. 皮肤上的致病菌与腐生菌的区别，腐生菌的菌丝、孢子为棕褐色，菌丝特别粗。

4. 注意与显微镜镜头、载玻片、盖玻片上的霉菌加以区别。

【实验结果】

(一) 观察、记录

1. 观察并记录 3 种常见皮肤癣真菌的镜下形态（表 9-1）。

表 9-1 3 种常见皮肤癣真菌的镜下形态

菌种	孢子	菌丝
红色毛癣菌		
犬小孢子菌		
絮状表皮癣菌		

2. 观察并记录 3 种常见皮肤癣真菌在沙氏培养基上的菌落特征（表 9-2）。

表 9-2 3 种常见皮肤癣真菌在沙氏培养基上的菌落特征

菌种	菌落颜色	菌落性状
红色毛癣菌		
犬小孢子菌		
絮状表皮癣菌		

(二) 结果分析与报告

二、白假丝酵母菌检查

【实验目的】

1. 掌握 白假丝酵母菌的培养特征和鉴定依据。

2. 熟悉 白假丝酵母菌与其他假丝酵母菌鉴别要点。

3. 应用 用于临床念珠菌病的病原体检验。

【实验内容】

1. 白假丝酵母菌的显微镜检查。

2. 白假丝酵母菌的分离培养。

3. 白假丝酵母菌的鉴定试验。

【必备知识】

1. 白假丝酵母菌的形态及培养特性 为单细胞真菌,菌体呈圆形或卵圆形,革兰染色阳性,可形成芽管及假菌丝;在沙氏培养基上形成类酵母型菌落,在科玛嘉显色培养基上形成绿色菌落。

2. 白假丝酵母菌的鉴定试验 芽管形成试验、厚膜孢子形成试验、TTC反应及产色反应、糖(醇)类发酵和同化试验。

3. 临床常见假丝酵母菌的推断性鉴定(图9-1)。

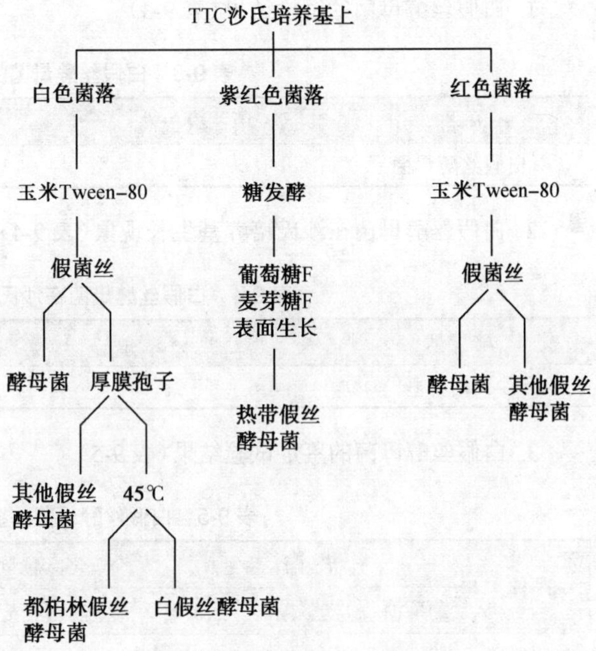

【实验方法】

(一)准备

1. 菌种 白假丝酵母菌。

2. 培养基 沙氏培养基、玉米粉Tween-80琼脂培养基、含TTC(0.05g/L)的Tween-80沙氏培养基、科玛嘉显色培养基、糖发酵和同化试验培养管。

图9-1 假丝酵母菌的推断性鉴定

3. 试剂 革兰染液、小牛血清。

4. 其他 酒精灯、接种环、盖玻片、载玻片、显微镜、培养箱、小试管、水浴箱等。

(二)步骤

1. 染色镜检 取白假丝酵母菌涂片,革兰染色镜检。观察菌体形态及染色特性,芽生孢子是否有假菌丝。

2. 分离培养 将白假丝酵母菌接种于沙氏培养基上,室温(25℃左右)或37℃培养后观察其菌落特征。

3. 鉴定试验

(1)芽管形成试验:取无菌小试管一支,加入0.5ml小牛血清,接种白假丝酵母菌,充分振荡混匀数分钟后,置37℃水浴箱孵育2~3小时(不得超过4小时),每隔1小时用接种环取出含菌血清置于载玻片上,加上盖玻片后镜检,共检查3次。

(2)厚膜孢子形成试验:将白假丝酵母菌在Tween-80玉米粉琼脂平板上作密划线,置25℃孵育,每天观察菌体形态的改变(是否有厚膜孢子形成),连续观察3天以上。

(3)TTC反应及产色反应:将白假丝酵母菌分别接种于含有TTC(0.05g/L)的Tween-80沙

氏培养基、科玛嘉(CHRO-Magar)显色培养基上,25℃培养24~48小时,观察菌落颜色。

(4)生化反应:将白假丝酵母菌分别接种在葡萄糖、麦芽糖、蔗糖发酵管和同化管,25℃培养2~3天(可延长至2~4周),观察结果。

(三)注意事项

1. 脂肪微滴与出芽酵母菌容易混淆,注意区分,以免造成假阳性结果。

2. 芽管形成试验孵育的时间应控制在4小时以内,否则其他产假菌丝的酵母菌也将发芽。

3. 厚膜孢子形成试验的培养温度为25℃,若超过30℃白假丝酵母菌将不产生厚膜孢子。

4. 白假丝酵母菌凡能发酵某种糖,一定能同化该种糖,故只需做不被发酵的糖的同化试验。

【实验结果】

(一)观察、记录

1. 白假丝酵母菌的镜检结果(表9-3)

表9-3　白假丝酵母菌的镜检结果

菌种	革兰染色性	孢子	菌丝(假菌丝)
白假丝酵母菌			

2. 白假丝酵母菌在沙氏培养基生长现象(表9-4)

表9-4　白假丝酵母菌在沙氏培养基生长现象

培养基	生长现象
沙氏培养基	

3. 白假丝酵母菌的鉴定试验结果(表9-5)

表9-5　白假丝酵母菌的鉴定试验结果

菌种	糖发酵			糖同化			芽管形成	厚膜孢子	TTC反应	产色反应
	葡萄糖	麦芽糖	蔗糖	葡萄糖	麦芽糖	蔗糖				
白假丝酵母菌										

(二)结果分析与报告

三、新型隐球菌检查

【实验目的】

1. 掌握　新型隐球菌的形态和培养特征。

2. 熟悉　新型隐球菌的鉴定依据

3. 应用　临床隐球菌病的病原体检验。

【实验内容】

1. 新型隐球菌的显微镜检查。

2. 新型隐球菌的分离培养。

3. 新型隐球菌的鉴定试验。

【必备知识】

1. 新型隐球菌的镜下形态及培养特性 为革兰染色阳性的单细胞真菌，墨汁染色可见荚膜及芽生孢子，在沙氏培养基上形成酵母型菌落。

2. 新型隐球菌生化鉴定试验 酚氧化酶试验、脲酶试验、糖发酵和同化试验等。

【实验方法】

（一）准备

1. 菌种 新型隐球菌。

2. 培养基 沙氏培养基、尿素琼脂培养基、鸟食琼脂培养基、各种糖发酵试验培养基和同化试验培养基。

3. 试剂 革兰染液、乳酸酚棉蓝染液、优质墨汁。

4. 其他 酒精灯、接种环、盖玻片、载玻片、显微镜、培养箱、滴管等。

（二）步骤

1. 显微镜检查

（1）墨汁负染检查法：先将优质墨汁（如印度墨汁，无颗粒或杂质）滴于载玻片上，再加入待检菌于其中，将二者混合，加盖玻片，待 3 分钟后镜检。

（2）革兰染色或乳酸酚棉蓝染色：取待检菌制片，经革兰染色或乳酸酚棉蓝染色，镜下观察其芽生孢子特征。

2. 培养检查 将新型隐球菌接种于沙氏培养基（接种两个平板），分别置室温和 37℃ 培养 3~5 天，观察其菌落特征。

3. 鉴定试验

（1）酚氧化酶试验：新型隐球菌具有酚氧化酶，此酶与左旋多巴和枸橼酸铁反应时，能氧化 O- 联苯酚形成黑素，使菌落呈黑色。将新型隐球菌接种鸟食琼脂培养基（含左旋多巴、枸橼酸铁和咖啡酸）中，经 2~5 天培养，观察菌落颜色变化。

（2）糖同化及发酵试验：将新型隐球菌接种在半乳糖、蔗糖、卫矛醇、棉子糖二糖发酵管和同化管，25℃ 或 37℃ 培养 24 小时，观察现象。

（3）脲酶分解试验：接种标本于尿素琼脂，25℃ 或 37℃ 培养 24 小时，观察现象。

（三）注意事项

1. 新型隐球菌 37℃ 培养生长良好，非致病性隐球菌 37℃ 一般不生长。

2. 少数新型隐球菌在沙氏平板上 2~3 周方可生长，故 3 周不生长方可报阴性。

3. 新型隐球菌具有菌体边缘清晰、周围有透亮的厚荚膜、内有反光颗粒、加 KOH 液后菌体不被破坏等特点，若待检标本无上述特征，则可能不是新型隐球菌。

4. 勿将革兰染色后的新型隐球菌孢子误当成染料小滴。

5. 隐球菌属脲酶均阳性，而白假丝酵母菌为阴性。

【实验结果】

（一）观察、记录

1. 镜检记录（表 9-6）

表 9-6 新型隐球菌镜检结果

染色方法	镜检结果
墨汁负染	
革兰染色	
乳酸酚棉蓝染色	

2. 观察并记录新型隐球菌在沙氏培养基生长现象（表9-7）

表9-7 新型隐球菌在沙氏培养基生长现象

培养基	生长现象
沙氏培养基	

3. 鉴定试验结果（表9-8）

表9-8 新型隐球菌鉴定试验结果

菌种	糖发酵				糖同化				脲酶试验	酚氧化酶试验
	半乳糖	蔗糖	棉子糖	卫矛醇	半乳糖	蔗糖	棉子糖	卫矛醇		
新型隐球菌										

（二）结果分析与报告

（吕茂利）

【练习题】
（一）单项选择题

1. 人类最多见的真菌病是
   A. 体癣　　　　B. 甲癣　　　　C. 头癣　　　　D. 手足癣　　　　E. 花斑癣

2. 属于皮下组织感染真菌的是
   A. 毛癣菌　　　　　　B. 石膏样小孢子菌　　　　C. 假丝酵母菌
   D. 着色真菌　　　　　E. 隐球菌

3. 下列关于白假丝酵母菌的鉴定试验哪项是正确的
   A. 芽管形成试验阴性　　　　B. 厚膜孢子形成试验阳性
   C. 发酵和同化蔗糖　　　　　D. TTC 反应为紫色　　　　E. 同化乳糖

4. 芽管形成试验阳性的是
   A. 热带假丝酵母菌　　　　B. 白假丝酵母菌　　　　C. 光滑假丝酵母菌
   D. 近平滑假丝酵母菌　　　E. 光滑球拟酵母菌

5. 新型隐球菌用一般染色法难以着色,是因为有
   A. 荚膜　　　　B. 鞭毛　　　　C. 芽胞　　　　D. 孢子　　　　E. 菌丝

（二）多项选择题

1. 浅部真菌常侵犯
   A. 皮肤　　　　B. 指甲　　　　C. 趾甲　　　　D. 毛发　　　　E. 牙齿

2. 毛癣菌的形态特征
   A. 大分生孢子　　　　　B. 螺旋状菌丝　　　　C. 结节状菌丝
   D. 球拍状菌丝　　　　　E. 宽厚荚膜

3. 真菌常用染色法有
   A. 革兰染色　　　　　　B. 乳酸酚棉蓝染色　　　　C. 墨汁负染
   D. 荚膜染色　　　　　　E. 抗酸染色

4. 表皮癣菌能引起的癣病是
   A. 毛发癣　　　　B. 体癣　　　　C. 甲癣　　　　D. 足癣　　　　E. 手癣

（三）案例分析

患者，男性，52岁，因头痛伴发热1个月余入院，既往有养鸽史，入院后行腰椎穿刺术，脑脊液检查结果：细胞总数 42×10^6 个单核细胞，墨汁染色发现带有宽厚荚膜的圆形菌体，结核抗体阴性。

（1）该患者可能的诊断是什么？病原菌是什么？

（2）怎样进行该病原菌的微生物学检验？

实验十　病毒学检测

一、病毒的分离培养

【实验目的】

1. 掌握　病毒的鸡胚尿囊腔接种法。

2. 熟悉　鸡胚培养病毒的收集。

3. 应用　用于流感病毒的分离、培养。

【实验内容】

1. 病毒鸡胚接种与培养技术。

2. 鸡胚培养病毒的收集。

【必备知识】

1. 病毒的基本特性　非细胞型微生物；必须于活细胞内寄生增殖。

2. 病毒分离培养的常用方法　鸡胚接种、动物接种、组织细胞培养。

【实验方法】

（一）准备

1. 毒种　鸡新城疫病毒液（或冻干流感疫苗）。

2. 鸡胚　来亨鸡受精卵。

3. 其他　无菌生理盐水、1ml注射器及6号针头、卵架、检卵灯、碘酒、酒精棉球、无菌手术刀、无菌镊子、剪刀、无菌毛细吸管、无菌试管、砂轮、透明胶、记号笔、恒温培养箱等。

（二）步骤

1. 鸡胚的准备　选择表面光泽干净、白色蛋壳（来亨鸡）的受精卵，置38~39℃孵卵器内孵育，相对湿度40%~70%，每日翻动鸡胚1次。第4天起，用检卵灯观察鸡胚发育情况，淘汰未受精卵；受精卵可看出清晰的血管和鸡胚的暗影，随着转动鸡胚可见胚影活动。随后每天观察1次，若出现胚动呆滞，胚影固定于卵壳或血管昏暗模糊者，表明鸡胚濒死或已死亡，需随时淘汰。生长良好的鸡胚一直孵育到适当的胚龄。

2. 病毒尿囊腔接种

（1）注射点定位：取9~11日龄鸡胚，在检卵灯下画出气室界限，于胚胎面与气室交界的边缘上约1mm处或在胚胎的对侧处，避开血管做一标记，作为注射点。

（2）消毒、打孔：用碘酒、乙醇消毒后，用砂轮在记号处轻轻磨一小孔。但不能磨破卵膜。

（3）接种：用无菌注射器（6号针头）吸取鸡新城疫病毒悬液，注射器与鸡胚呈45°角从小孔处刺入5mm，注入病毒液0.1~0.2ml（图10-1）。

（4）孵育：用透明胶带封闭注射孔，蜡笔标

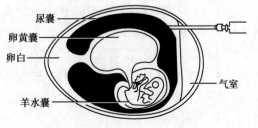

图10-1　鸡胚尿囊腔接种示意图

记号码及日期等,放卵架上置33~35℃孵箱孵育,每日检视鸡胚的死活,如果鸡胚在接种后24小时内死亡者为非特异性死亡,弃之。

(5)鸡胚处死:孵育48~72小时取出,放4℃冰箱过夜。

(6)病毒液收集:孵育后,取出鸡胚,消毒气室部位卵壳,用无菌剪刀沿气室线上缘剪去卵壳,用无菌镊撕去卵膜。用无菌毛细吸管吸取尿囊液,收集于无菌试管内。吸取时,吸管尖位于胚胎对面,管尖放在镊子两头之间,如管尖不放到两个镊子中间,游离的膜便会挡住管尖吸不出液体。如需同时收集很多时,可将吸管用橡胶管连接抽滤瓶吸取。收集的液体应清亮,如混浊则往往表示有细菌污染。同时作无菌检查,不合格者废弃。一般每胚可收获尿囊液5~10ml。用血凝试验检测有无病毒。

(三)注意事项

1. 注意鸡胚所用器械和物品均需无菌,严格遵守无菌操作规程。

2. 注射器吸取病毒液后排气时,针头处放置无菌干棉球,防止病毒液外漏。

3. 接种时应尽量避免针头刺伤鸡胚而导致死亡。

4. 接种过的鸡胚应根据实验病原繁殖所需温度放置温箱内培养,气室朝上。

【实验结果】

1. 观察并记录收集的病毒液体积。

通过鸡胚接种培养收集鸡新城疫病毒液(尿囊液)_____ml。

2. 实验分析与报告 尿囊液有无污染,如何进一步判断所培养病毒的浓度。

二、病毒的血凝与血凝抑制试验

【实验目的】

1. 掌握 血凝与血凝抑制试验的实验原理。

2. 熟悉 血凝集验和血凝抑制试验的操作方法及结果判断。

3. 应用 流感病毒滴度和血清抗流感病毒抗体的测定。

【实验内容】

1. 鸡新城疫病毒滴度的测定——血凝试验。

2. 血清抗流感病毒抗体的测定——血凝抑制试验。

【必备知识】

1. 病毒的血凝效价 某些病毒(如流行性感冒)表面的血凝素(HA)能与人"O"型、豚鼠和鸡等的红细胞上的血凝素受体结合,引起红细胞凝集,用定量的鸡红细胞与待测病毒反应,根据凝集程度可判断病毒的血凝效价。

2. 病毒血凝抑制试验 在流行性感冒病毒悬液中加入待测血清后,若病毒表面的血凝素被特异性血凝素抗体封闭,再加入人的"O"型、鸡或豚鼠的红细胞则不发生凝集现象,即为血凝抑制。试验中若为病毒的抗血清,可鉴定病毒型及亚型;若为患者血清,可测定血清中有无相应流感抗体。

【实验方法】

(一)准备

1. 标本 新城疫流感病毒的鸡胚尿囊液,流感患者血清。

2. 鸡胚 9~12日龄鸡胚。

3. 试剂 1%鸡红细胞悬液、无菌生理盐水、新城疫流感病毒标准毒种与标准免疫血清。

4. 其他 剪刀、镊子等、试管架、吸管、无菌小试管、毛细滴管等。

(二)步骤

1. 血凝试验

(1)取小试管9支,按表10-1各管加入生理盐水,第1管为0.9ml,其他各管均为0.5ml。

（2）取收获的鸡胚尿囊液 0.1ml，加入第一管中做 1:10 稀释，混匀后吸取 0.5ml 加至第 2 管内混匀，从第 2 管中取出 0.5ml 置第 3 管混匀，依次做倍比稀释至第 8 管，混匀后自第 8 管中取出 0.5ml 弃掉。这样各管内均为 0.5ml，从第 1 管至第 8 管的尿囊液稀释度为 1:10，1:20…1:1280，第 9 管为生理盐水对照。

（3）每管加入 1% 鸡红细胞悬液 0.5ml，轻轻摇匀后置室温 45 分钟，观察结果，观察时要轻拿、勿摇。

表 10-1　流感病毒血细胞凝集试验

试管号	1	2	3	4	5	6	7	8	9
生理盐水（ml）	0.9	0.5	0.5	0.5	0.5	0.5	0.5	0.5	0.5
病毒液（ml）	0.1	0.5	0.5	0.5	0.5	0.5	0.5	0.5（弃0.5）	–
病毒稀释度	1:10	1:20	1:40	1:80	1:160	1:320	1:640	1:1280	–
1% 鸡红细胞（ml）				各管 0.5					
凝集结果举例	++++	+++	+++	++	++	+	+	–	–

（4）结果判断：各管出现红细胞凝集程度用"++++"、"+++"、"++"、"+"、"–"表示，以出现"++"凝集的病毒的最高稀释倍数为血凝效价。

"++++"：红细胞全部凝集，凝集的红细胞铺满管底。

"+++"：大部分红细胞凝集，在管底铺成薄膜状，但有少数红细胞不凝，在管底中心形成小红圆点。

"++"：约有半数红细胞凝集，在管底铺成薄膜，面积较小，不凝集的红细胞在管底中心聚成小圆点。

"+"：少数红细胞凝集，不凝集的红细胞在管底聚成小圆点，凝集的红细胞在小圆点周围围成小凝块。

"–"：红细胞不凝集，沉于管底，形成边缘整齐的致密圆点。

按上述表 10-1 结果举例的流感病毒的血凝效价为 160，即病毒液稀释到 1:160 时，每 0.5ml 中含有 1 个血凝单位。配制 4 个血凝单位时，病毒液应稀释为 1:40。

2. 血凝抑制试验——定量法

（1）患者血清用无菌生理盐水做 1:5 稀释。

（2）取小试管 10 支，按表 10-2 各管加入生理盐水 0.5ml。

（3）取经处理的 1:5 稀释的患者血清 0.5ml 加入第 1 管中做 1:10 稀释，吹打 3 次混匀后，取 0.5ml 加至第 2 管，并依次做倍比稀释，到第 8 管为止，第 9 管为病毒对照，第 10 管为血清对照。

（4）加入流感病毒悬液（每 0.5ml 含 4 个血凝单位）0.5ml，第 10 管不加病毒悬液。

（5）摇匀后，每管加入 1% 鸡红细胞 0.5ml，放置室温 30 分钟、45 分钟各观察 1 次结果，以 45 分钟的结果为难，（如果红细胞下滑，参考 30 分钟的结果）。

表 10-2　血细胞凝集抑制试验（定量法）

试管号	1	2	3	4	5	6	7	8	9 病毒对照	10 血清对照
生理盐水（ml）	0.5	0.5	0.5	0.5	0.5	0.5	0.5	0.5	0.5	–
1:5 稀释血清（ml）	0.5	0.5	0.5	0.5	0.5	0.5	0.5	0.5（弃0.5）	–	0.5
血清稀释度	1:10	1:20	1:40	1:80	1:160	1:320	1:640	1:1280		

续表

试管号	1	2	3	4	5	6	7	8	9 病毒 对照	10 血清 对照
4U 流感病毒液（ml）	0.5	0.5	0.5	0.5	0.5	0.5	0.5	0.5	0.5	—
1% 鸡红细胞（ml）					各管 0.5					
凝集结果举例	—	—	—	+	++	+++	+++	++++	—	—

（6）结果判断：凝集结果判断标准与血凝试验相同。以呈现完全抑制凝集的血清最高稀释度作为血凝抑制效价。如：表 10-2 中结果举例，血凝抑制效价为 40。

（三）注意事项

1. 红细胞用前要摇匀，如果放置后上清液变红，说明有溶血，不可再使用。

2. 倍比稀释血清时，充分混合均匀，还应注意尽量避免产生气泡。

3. 加抗原及红细胞时应在管内液面上方加样，以免交叉污染，影响试验结果。

4. 每次试验必须设阳性及阴性（空白）对照血清，判别试验是否成立。结果判断要及时。

【实验结果】

（一）观察、记录

1. 流感病毒血细胞凝集试验（表 10-3）

表 10-3　流感病毒血细胞凝集试验

试管号	1	2	3	4	5	6	7	8	9
结果									

2. 血细胞凝集抑制试验（定量法）（表 10-4）

表 10-4　血细胞凝集抑制试验（定量法）

试管号	1	2	3	4	5	6	7	9 病毒对照	10 血清对照
结果									

（二）实验结果分析与报告

1. 根据血凝试验测得待测病毒的血凝效价为_____。

2. 根据血凝抑制试验得到患者血清抗病毒抗体效价为_____。

三、病毒的免疫学检测

【实验目的】

1. 掌握　酶联免疫吸附试验（ELISA）检测病毒抗原的操作方法、结果判断及临床意义。

2. 熟悉　乙型肝炎病毒血清学检测的方法。

3. 应用　临床乙型肝炎的快速诊断，乙型肝炎流行病学监测。

【实验内容】

ELISA 双抗夹心法检测乙型肝炎病毒表面抗原。

【必备知识】

1. 抗原抗体反应的基本特点　抗原抗体的结合具有高度特异性。

2. 乙型肝炎表面抗原的临床意义　是感染乙型肝炎病毒的重要标志。

【实验方法】

（一）准备

1. 标本 待检血清。

2. 试剂 酶结合物（HRP 标记的抗 -HBs）、HBsAg 阳性对照血清、HBsAg 阴性对照血清，浓缩洗涤液（临用时用蒸馏水按说明稀释），显色剂 A（过氧化物）、显色剂 B（四甲基联苯胺），终止液（2mol/L H_2SO_4）。

3. 其他 抗 -HBs 包被微孔条、微量加样器、吸头、酶标仪等。

（二）步骤

按照试剂盒说明书操作，一般步骤如下。

1. 平衡 将试剂盒从冰箱取出，平衡至室温后开封取出微孔板（已包被有抗 -HBs）。

2. 加样 预设阴性对照孔、阳性对照孔、空白对照孔、标本孔，分别对应加入阴性对照血清、阳性对照血清、待测血清，每孔 50μl，混匀，置 37℃温育 30 分钟。

3. 洗板 弃去孔内液体，用洗涤液注满各孔，静置 10 秒，甩干，反复洗涤 5 次，于吸水纸上拍干。

4. 加酶结合物 每孔加入酶结合物 50μl（空白对照孔不加），振荡混匀。

5. 温育 置 37℃温育 30 分钟。

6. 洗板 方法同上。

7. 显色 每孔加入显色剂 A、B 各 50μl，振荡混匀，37℃温育 15 分钟。

8. 终止 每孔加终止液 50μl，混匀终止反应。

9. 测定 用空白对照孔调零，并尽快用酶标仪 450nm 测定各孔 OD 值。

10. 结果判断 按照试剂盒的说明书判断结果。举例如下。

计算临界值（CO）：CO= 阴性对照 OD 值 + 0.1。

结果：①若阳性对照 OD≥0.1，阴性对照 OD 值≤0.1，则试验结果有效。②待测血清 OD 值 /CO≥1 者，HBsAg 为阳性；待测血清 OD 值 /CO<1 者，HBsAg 为阴性。

（三）注意事项

1. 检测标本尽量避免反复冻融、溶血或长菌，否则可能影响检测结果。

2. 不同批号、不同品种试剂不能混用；封板膜不能反复使用。

3. 各种试剂使用前要混匀。

4. 严格控制反应时间和温度，各种反应液尽量用加液器加注，并经常校对其准确性。

5. 所有标本、废液、阳性对照等均按传染性污染物处理。

【实验结果】

1. 观察、记录（表 10-5）

表 10-5 实验结果

测定孔	标本孔	阳性对照孔	阴性对照孔	空白对照孔
OD 值				

2. 结果分析与报告 样品 OD 值 /CO 为_____，待检血清 HBsAg 为_____性。

（聂志妍）

【练习题】

（一）单项选择题

1. 不符合病毒特点的是

    A. 无完整细胞结构   B. 只含一种核酸   C. 对抗生素不敏感

    D. 须在电子显微镜下观察   E. 可在任何活细胞内增殖

2. 病毒的增殖方式为
    A. 无性二分裂　　　　　　　B. 复制　　　　　　　　　C. 有性孢子
    D. 无性孢子　　　　　　　　E. 无性多分裂

3. 不能用于病毒的分离培养的方法是
    A. 人工培养基培养　　　　　B. 鸡胚接种　　　　　　　C. 细胞培养
    D. 动物接种　　　　　　　　E. 组织培养

4. 分离流感病毒最常用的方法是
    A. 乳鼠脑内接种　　　　　　B. 鸡胚接种　　　　　　　C. 细胞培养
    D. 动物接种　　　　　　　　E. 聚合酶链反应

5. 患者血清与流感病毒混合后再加入鸡红细胞,出现凝集现象表明
    A. 患者有抗鸡红细胞的特异性抗体
    B. 患者无抗鸡红细胞的特异性抗体
    C. 患者有抗流感病毒的特异性抗体
    D. 患者无抗流感病毒的特异性抗体
    E. 以上均不是

(二)多项选择题

1. 病毒引起的细胞病变效应包括
    A. 干扰现象　　　　　　　　B. 细胞融合　　　　　　　C. 细胞裂解
    D. 细胞圆缩、脱落　　　　　E. 形成包涵体

2. 可用于病毒血清学鉴定的试验包括
    A. 中和试验　　　　　　　　B. 血凝试验　　　　　　　C. 血凝抑制试验
    D. IMViC 试验　　　　　　　E. ELISA

3. 病毒在细胞内增殖的指标包括
    A. CPE　　　　　　　　　　B. 多细胞融合　　　　　　C. 培养液 pH 改变
    D. 培养液混浊　　　　　　　E. 红细胞吸附

4. 鸡胚的哪些部位可用于病毒的接种
    A. 绒毛尿囊腔　　　　　　　B. 尿囊腔　　　　　　　　C. 羊膜腔
    D. 卵黄囊　　　　　　　　　E. 脑

5. 下列哪些细胞可用于培养病毒
    A. 人胚肾细胞　　　　　　　B. HeLa 细胞　　　　　　　C. HEP-2
    D. KB 细胞　　　　　　　　E. 鸡胚成纤维细胞(CE)

(三)案例分析

1. 患者张某,男,45 岁,从事活鸡销售与宰杀工作。2013 年 2 月 18 日无明显诱因下出现咳嗽、咳痰伴发热,自服对乙酰氨基酚、头孢等药物。2 月 20 日病情无好转,并出现痰中带血,呼吸困难。3 月 1 日入院治疗。采集患者的咽拭子送检验科微生物室进行检验。问:患者可能为哪种病原体感染,如何进行鉴定?

2. 患者,男,25 岁。1 周来食欲缺乏,检查:ALT 1300U/L(赖氏法),血清总胆红素 30μmol/L,甲型肝炎 IgG 抗体(+),HBsAg(+),HBeAg(+),抗 HBcIgM 抗体(+),本例可能性最大的临床诊断是什么?试分析乙型肝炎病毒微生物检查的方法和临床分析。

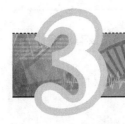

模块三

综合实训

实验十一　临床标本常见细菌的检验

一、血液标本细菌检验

【实验目的】

1. 掌握　血液标本细菌学检验程序、检验方法及结果报告。

2. 熟悉　血液标本中常见致病菌的检验方法及鉴定要点。

3. 应用　强化血液标本细菌学检验程序及微生物学检验基本操作技能,培养综合分析问题及解决问题的能力。

【实验内容】

1. 血液标本采集。

2. 血液标本增菌培养。

3. 血液标本中未知细菌的鉴定及药物敏感试验。

4. 发送检验报告。

【必备知识】

1. 血液标本细菌学检验程序　见图 11-1。

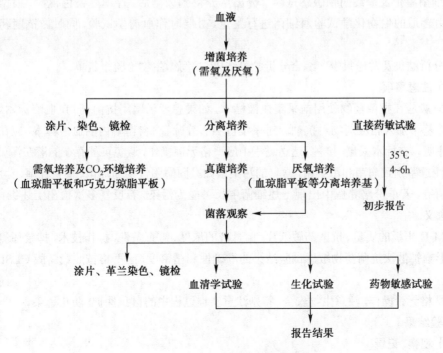

图 11-1　血液标本细菌学检验程序

2. 血液增菌培养时提示细菌生长的现象　①培养基混浊，或表面有菌膜，或有沉淀；②培养基有颜色变化；③细胞层出现溶血；④全自动血培养仪出现报警提示。

3. 血液标本检验的临床意义　正常人体血液是无菌的，一旦培养有菌生长（排除污染），表明患者存在血液感染。

【实验方法】

（一）准备

1. 标本　血液标本。

2. 培养基　血培养瓶（或增菌肉汤）、血平板、巧克力平板、麦康凯/中国蓝/伊红亚甲蓝琼脂平板、M-H 平板、微量生化管或细菌鉴定板等。

3. 试剂　革兰染色液、无菌生理盐水、0.5 麦氏标准比浊管、香柏油、乙醚、各种生化试剂、药物敏感纸片等。

4. 器材　玻片、无菌试管、无菌棉签、游标卡尺、小镊子、光学显微镜、接种环、接种针、酒精灯、超净工作台或生物安全柜、35℃培养箱、CO_2 培养箱等。

（二）步骤

1. 增菌培养　取血液标本接种于增菌培养瓶，置于 35℃培养箱中，经 12～18 小时培养后在血平板或巧克力平板上盲传一次，以提早检出阳性标本。盲传后的培养瓶继续孵育至第 7 天，每天早晨取出检查培养物，发现微生物生长现象立即进行分离、鉴定。若培养至第 7 天仍无菌生长，可出阴性报告（特殊菌如结核杆菌、布鲁菌等培养需延长至第 4 周方可报阴性）。

2. 涂片镜检　对于疑有细菌生长的血标本培养物，进行涂片革兰染色镜检，记录实验结果，并将所见结果及时报告临床医师。

3. 直接药物敏感试验　用注射器无菌吸取增菌液涂布于 M-H 平板，根据涂片镜检结果选择适当的药敏纸片作药敏试验，记录实验结果，并将药敏结果在 6～8 小时内报告临床医师。

4. 细菌分离培养　根据涂片染色镜检结果，选择合适的培养基转种分离细菌，血液阳性标本一般选用血平板、巧克力平板和麦康凯平板分离细菌，置于 35℃培养 18～24 小时，观察生长现象，描述菌落特征。

5. 细菌鉴定及最终药物敏感试验　分离培养得到菌落后，行革兰染色镜检，根据形态学结果选用合适的生物化学试验对细菌进行鉴定，必要时作血清学试验，同时做抗菌药物敏感试验。

6. 分析结果及发送报告　综合分析检验结果，填写微生物检验报告单。

（三）注意事项

1. 一般应在抗菌药物使用前采集血液标本，如果患者已服用抗菌药物，血液标本培养时，可在培养基中加入相应药物对抗剂。对采集自中心静脉管、自留管内的血液标本，应在检验申请单上注明。在标本采集、接种、运送过程中应严格无菌操作，避免可能存在的潜在污染。

2. 注意鉴别致病菌和污染菌，常见的污染菌如凝固酶阴性葡萄球菌、棒状杆菌、芽胞杆菌、丙酸杆菌等，若单份培养瓶中出现上述细菌生长可能为污染，若反复多次检出上述细菌，提示有临床意义。

3. M-H 平板的质量、抗菌药敏纸片、菌悬液的浓度、孵育条件、操作技术、抑菌环测量工具等均能影响扩散法抗菌药物敏感试验结果的准确性和精密度，应严格按照最新版 CLSI 标准操作执行。

4. 严格无菌操作，注意生物安全，特别注意实训过程中的自我保护，防止感染。

【实验结果】

（一）观察、记录

1. 血液标本增菌培养结果记录（表 11-1）

表11-1 血液标本增菌培养结果

增菌培养生长现象描述	增菌培养液涂片染色镜检结果

2. 菌落特征与形态检查结果记录（表11-2）

表11-2 菌落特征与形态检查结果

培养基种类	菌落特征	菌落涂片染色结果
血平板		
巧克力平板		
麦康凯平板		

3. 直接药物敏感试验结果记录（表11-3）

表11-3 直接药物敏感试验结果

药物名称	抑菌环直径（mm）	敏感程度（结果）		
		敏感（S）	中介（I）	耐药（R）

4. 细菌鉴定结果记录（表11-4）

表11-4 细菌鉴定结果

生物化学试验		血清学试验（必要时）	
生化试验名称	试验结果	试验名称	试验结果

5. 最终药物敏感试验结果记录（表11-5）

表11-5 最终药物敏感试验结果

药物名称	抑菌环直径（mm）	敏感程度（结果）		
		敏感（S）	中介（I）	耐药（R）

（二）报告

综合分析检验结果，正确填写微生物学检验报告单，粘贴在下面表格中。

粘贴微生物学检验终报告单

二、尿液标本细菌检验

【实验目的】

1. 掌握 尿液标本细菌学检验程序、检验方法及结果报告；尿液标本活细菌计数。

2. 熟悉 尿液标本中常见致病菌的检验方法及鉴定要点。

3. 应用 强化尿液标本细菌学检验程序及微生物学检验基本操作技能，培养综合分析问题及解决问题的能力。

【实验内容】

1. 尿液标本细菌计数。

2. 尿液标本中未知细菌的鉴定及药物敏感试验。

3. 发送检验报告。

【必备知识】

1. 尿液标本细菌学检验程序 见图11-2。

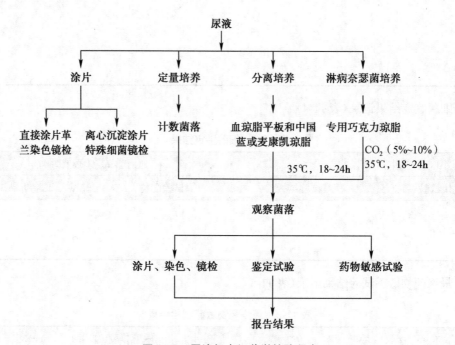

图11-2 尿液标本细菌学检验程序

2. 尿液标本活细菌计数 正常人膀胱中的尿液是无菌的，当尿液经尿道排出时，因受到尿道正常菌群的污染而含有细菌。对尿液标本中的活菌进行计数，可帮助判断有无泌尿系统感染。

【实验方法】

(一) 准备

1. 标本 尿液标本。

2. 培养基 血平板、巧克力平板、麦康凯/中国蓝/伊红亚甲蓝琼脂平板、肉汤培养基、

M-H平板、微量生化管或细菌鉴定板等。

3. 试剂　革兰染色液、萋-尼抗酸染色液、无菌生理盐水、0.5麦氏标准比浊管、香柏油、乙醚、各种生化试剂等。

4. 器材　玻片、无菌吸量管、游标卡尺、无菌试管、小镊子、光学显微镜、接种环、接种针、酒精灯、超净工作台、35℃培养箱、CO_2培养箱等。

5. 其他　各种药敏纸片。

（二）步骤

1. 涂片镜检　混浊或脓性尿液可直接涂片，染色镜检。微浊和透明尿液应以3000 r/min离心30分钟后取沉渣涂片，选择适宜的染色方法染色镜检，记录实验结果，并将所见结果及时报告临床医师。

2. 尿液活细菌计数　将尿液混匀，用定量加样器取尿液5μl，滴加于血琼脂平板上呈一条直线，后用接种环从上而下沿直线左右连续划线。置35℃孵箱中培养过夜，计数生长菌落，乘以稀释倍数，求出每毫升尿液生长菌落数。若培养后菌落多得无法计数时，可报告细菌培养大于10^5 CFU/ml。

如果是检查特殊细菌（如淋病奈瑟菌、结核分枝杆菌等）则不需进行细菌计数。

3. 细菌分离培养　根据检验目的和可能存在疑似细菌的不同，可选用不同的培养基分离培养细菌。一般情况下，用接种环挑取混浊或经离心的尿液沉淀物，分别接种于血平板、巧克力平板和麦康凯平板，血平板和麦康凯平板置35℃恒温箱培养，巧克力平板置于CO_2培养箱培养，18～24小时后观察生长现象，描述菌落特征。必要时，作标本的直接抗菌药物敏感性试验。

4. 细菌鉴定及药物敏感试验　分离培养得到纯菌落后，行涂片染色，根据镜检结果，选用合适的生物化学试验对细菌进行鉴定，必要时应作血清学试验，同时做抗菌药物敏感试验。

5. 分析结果及发送报告　综合分析检验结果，填写微生物检验报告单。

（三）注意事项

1. 标本采集后应立即检验。尿液标本如放置时间过长会导致感染菌和污染菌过度生长，影响诊断的准确性。

2. 注意尿液细菌计数的影响因素，与含抗生素的使用、输液、使用利尿药、尿液的pH变化和细菌种类有关。

3. 泌尿系感染多由1种细菌引起，偶尔由2种细菌引起。当同一份标本中同时检出3种或3种以上细菌时，标本污染的可能性大，应重新留取标本检验。

4. M-H平板的质量、抗菌药敏纸片、菌悬液的浓度、孵育条件，操作技术、抑菌环测量工具等，均能影响扩散法抗菌药物敏感试验结果的准确性和精密度，应严格按照最新版CLSI标准操作执行。

5. 尿液活细菌计数时，革兰阳性球菌$>10^4$ CFU/ml、革兰阴性杆菌$>10^5$ CFU/ml可判断为感染菌，革兰阴性杆菌$<10^4$ CFU/ml可判断为污染，10^4～10^5 CFU/ml为可疑，应重新检查。

6. 严格无菌操作，注意生物安全，特别注意实训过程中的自我保护，防止感染。

【实验结果】

（一）观察、记录

1. 尿液标本涂片染色镜检结果记录（表11-6）

表11-6　尿液标本涂片染色镜检结果

尿液涂片染色镜检结果	绘出显微镜下细菌形态图

2. 尿液细菌计数结果记录（表11-7）

表11-7 尿液细菌计数结果

生长菌落数	计算每毫升尿液中细菌数

3. 菌落特征与形态检查结果记录（表11-8）

表11-8 菌落特征与形态检查结果

培养基种类	菌落特征	菌落涂片染色结果
血平板		
巧克力平板		
麦康凯平板		

4. 细菌鉴定结果记录（表11-9）

表11-9 细菌鉴定结果

生物化学试验		血清学试验（必要时）	
生化试验名称	试验结果	试验名称	试验结果

5. 药敏试验结果记录（表11-10）

表11-10 药敏试验结果

药物名称	抑菌环直径(mm)	敏感程度（结果）		
		敏感(S)	中介(I)	耐药(R)

（二）报告

综合分析检验结果，正确填写微生物学检验报告单，粘贴在下面表格中。

粘贴微生物学检验终报告单

（谷存国）

三、粪便标本细菌检验

【实验目的】

1. 掌握 粪便标本细菌学检验程序、检验方法及结果报告。

2. 熟悉 粪便标本中常见致病菌的检验方法及鉴定要点。

3. 应用 强化粪便标本细菌学检验程序及相关微生物学检验操作技能。

【实验内容】

1. 粪便标本细菌分离培养、鉴定。

2. 粪便标本检出细菌的药物敏感试验。

【必备知识】

1. 粪便标本细菌学检验程序 见图 11-3。

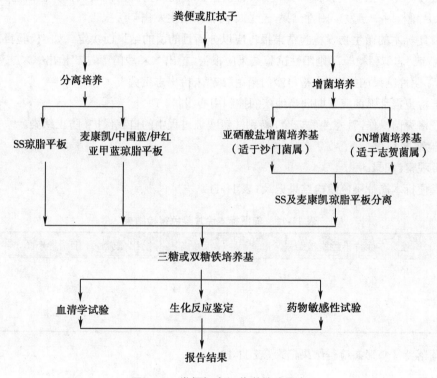

图 11-3 粪便标本细菌学检验程序

2. 粪便标本采集与运送 多采用自然排便法,特殊情况下可采用直肠拭子法。标本采集后立即送检,否则应放入 Cary-Blair 运送培养基或 pH 7.0 的磷酸盐甘油(0.033mol/L PBS 与等体积的甘油混合)中运送和保存。

【实验方法】

(一) 准备

1. 标本 粪便标本。

2. 培养基 SS 琼脂平板、麦康凯 / 中国蓝 / 伊红亚甲蓝琼脂平板、亚硒酸盐增菌培养基、GN 增菌培养基、三糖或双糖铁培养基、微量生化管、M-H 平板等。

3. 试剂 革兰染色液、无菌生理盐水、0.5 麦氏标准比浊管、香柏油、乙醚、各种生化试剂、药物敏感纸片等。

4. 器材 玻片、无菌试管、游标卡尺、小镊子、光学显微镜、接种环、接种针、酒精灯、超净工作台、培养箱、CO_2 培养箱等。

(二）步骤

1. 直接涂片检查　当检查霍乱弧菌以及菌群失调优势菌时，需做直接涂片检查。

2. 增菌培养　疑为沙门菌属或志贺菌属感染，分离培养时同时做增菌培养，然后再分离，可提高阳性检出率。

3. 细菌分离培养　选择合适的培养基转种分离细菌，对粪便标本的分离培养，选择培养基的最低标准是一种选择性较高和一种选择性较低者联合应用。培养物置于35℃培养18～24小时，观察生长现象，描述菌落特征。

4. 细菌鉴定及药物敏感试验　取菌落涂片革兰染色镜检，根据形态学检查结果，选用合适的生物化学试验及血清学试验对细菌进行鉴定，同时做抗菌药物敏感试验。

5. 分析结果及发送报告　综合分析检验结果，填写微生物检验报告单。

(三）注意事项

1. 粪便标本一般不直接涂片镜检，只有当检查霍乱弧菌及菌群失调优势菌时才直接涂片镜检。涂片镜检时一旦发现阳性结果，应立即向临床医生发出初级报告。

2. 粪便标本的微生物学检验结果报告应以分离目的菌的结果而决定。如：检验目的为"沙门菌检验"或"志贺菌检验"，则阳性试验结果应报告"检出××沙门菌"或"检出××志贺菌××型 / 亚型"；阴性结果应报告"未检出沙门菌菌"或"未检出志贺菌"。

3. 若检出霍乱弧菌应立即向当地疾病控制中心报告。

4. 严格无菌操作，注意生物安全，特别注意实训过程中的自我保护，防止感染。

【实验结果】

(一）观察、记录

1. 粪便标本涂片染色镜检结果记录（表11-11）

表11-11　粪便标本涂片染色镜检结果

粪便标本涂片染色镜检结果	绘出显微镜下细菌形态图

2. 菌落特征与形态检查结果记录（表11-12）

表11-12　菌落特征与形态检查结果

培养基种类	菌落特征	菌落涂片染色结果
SS琼脂平板		
麦康凯（或中国蓝或伊红亚甲蓝）平板		

3. 细菌鉴定结果记录（表11-13）

表11-13　细菌鉴定结果

生物化学试验		血清学试验（必要时）	
生化试验名称	试验结果	试验名称	试验结果

4. 药敏试验结果记录（表11-14）

表11-14 药敏试验结果

药物名称	抑菌环直径（mm）	敏感程度（结果）		
		敏感（S）	中介（I）	耐药（R）

（二）报告

综合分析检验结果，正确填写微生物检验报告单。

粘贴微生物学检验终报告单

四、痰液标本细菌检验

【实验目的】

1. 掌握 痰液标本细菌学检验程序、检验方法及结果报告。

2. 熟悉 痰液标本中常见致病菌的检验方法及鉴定要点。

3. 应用 强化痰液标本细菌学检验程序及相关微生物学检验操作技能。

【实验内容】

1. 痰液标本细菌分离培养、鉴定。

2. 痰液标本检出细菌的药物敏感试验。

【必备知识】

1. 痰液标本细菌学检验程序 见图11-4。

2. 采集方法 痰液标本最好在应用抗菌药物之前采集，以晨痰最好。

3. 标本运送与保存 痰液标本采集后应立即送检，以防止某些细菌在外环境中死亡。做结核分枝杆菌和真菌培养的标本不能及时送检时，可放4℃保存，以免杂菌生长。

4. 痰液标本中常见致病菌的检验方法及鉴定要点。

【实验方法】

（一）准备

1. 标本 痰液标本。

2. 培养基 血平板、巧克力平板、麦康凯/中国蓝/伊红亚甲蓝琼脂平板、微量生化管、M-H平板等。

3. 试剂 革兰染色液、萋-尼抗酸染色液、无菌生理盐水、0.5麦氏标准比浊管、香柏油、乙醚、各种生化试剂、药物敏感纸片等。

4. 器材 玻片、无菌试管、游标卡尺、小镊子、光学显微镜、接种环、接种针、酒精灯、超净工作台、35℃培养箱、CO_2培养箱等。

（二）步骤

1. 直接涂片检查 直接涂片检查的目的，其一是初步判定是否有病原菌存在，其二是确定

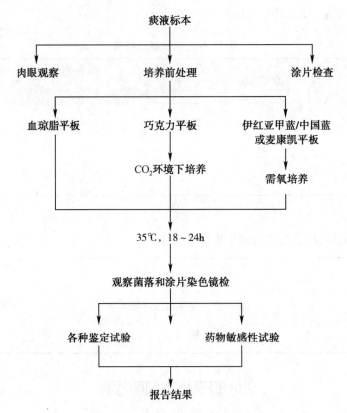

图 11-4 痰液标本细菌学检验程序

标本是否适合做细菌培养。

2. 痰液标本培养前的处理

（1）痰的洗净：由于痰中有正常菌群，影响病原菌的检出，经洗净可减少其中正常菌群的影响。将痰液加入含有 15～20ml 灭菌生理盐水的试管中，剧烈振荡 5～10 秒，用接种环将沉淀于管底的脓痰小片挑起，置于另一试管中，以同样方法操作，最后将剩余的脓痰接种于培养基上。

（2）痰均质化：向痰液内加等量的 pH 7.6 的 1% 胰酶溶液，37℃ 放置 90 分钟即可使痰液均质化。

3. 细菌分离培养　由于痰液的病原菌种类繁多，除基本分离培养外，尚需特殊培养基和适当的培养环境。一般分离方法有：①血平板：适于分离各类细菌，特别是 β- 溶血性链球菌、葡萄球菌、肺炎链球菌等；②巧克力平板：适于 CO_2 环境下分离脑膜炎奈瑟菌、嗜血杆菌等；③ TTC 沙氏培养基：分离念珠菌及其他酵母菌；④血平板：在厌氧环境下分离厌氧菌；⑤麦康凯 / 中国蓝 / 伊红亚甲蓝琼脂平板：分离革兰阴性杆菌；⑥罗氏培养基或米氏 7H10 培养基：培养结核杆菌。将标本接种于培养基后，置于 35℃ 培养 18～24 小时，观察生长现象。

4. 细菌鉴定及药物敏感试验　取菌落涂片革兰染色镜检，根据形态学检查结果，选用合适的生物化学试验及血清学试验对细菌进行鉴定，同时做抗菌药物敏感试验。

5. 分析结果及发送报告　综合分析检验结果，填写微生物检验报告单。

（三）注意事项

1. 采集痰标本时要尽量避免正常菌群的污染。标本要及时送检，防止干燥。

2. 分离培养检出致病菌时，除报告该菌外，同时报告正常菌群情况，以平板上所有生长菌落所占相对比例来推断，可分为大量、中等量、少量和个别。

3. 未检出致病菌时，应报告"正常菌群"。

4. 严格无菌操作，注意生物安全，特别注意实训过程中的自我保护，防止感染。

【实验结果】

（一）观察、记录

1. 涂片染色结果记录（表 11-15）

表 11-15 涂片染色结果

痰液标本涂片染色镜检结果	绘出显微镜下细菌形态图

2. 菌落特征与形态检查结果记录（表 11-16）

表 11-16 菌落特征与形态检查结果

培养基种类	菌落特征	菌落涂片染色结果
血平板		
巧克力平板		
麦康凯/中国蓝/伊红亚甲蓝琼脂平板		

3. 细菌鉴定结果记录（表 11-17）

表 11-17 细菌鉴定结果

生物化学试验		血清学试验(必要时)	
生化试验名称	试验结果	试验名称	试验结果

4. 药敏试验结果记录（表 11-18）

表 11-18 药敏试验结果

药物名称	抑菌环直径(mm)	敏感程度(结果)		
		敏感(S)	中介(I)	耐药(R)

（二）报告

综合分析检验结果，正确填写微生物检验报告单。

粘贴微生物学检验终报告单

（曹德明）

【练习题】

(一) 单项选择题

1. 常用于筛选革兰阴性杆菌的平板是
    A. 血平板　　　　　　　　　　B. 麦康凯平板　　　　　　　C. 巧克力平板
    D. 沙氏培养基　　　　　　　　E. 庆大霉素平板

2. 血液增菌培养结果呈均匀混浊生长并有胶冻状凝块者,可能是
    A. 金黄色葡萄球菌　　　　　　B. 伤寒沙门菌　　　　　　　C. 铜绿假单胞菌
    D. 肺炎链球菌　　　　　　　　E. 大肠埃希菌

3. CSF 中需要用墨汁染色检验的细菌是
    A. 奈瑟菌　　　　　　　　　　B. 新型隐球菌　　　　　　　C. 葡萄球菌
    D. 肺炎链球菌　　　　　　　　E. 白色链球菌

4. 用纸片法作抗菌药物敏感性试验时,两张纸片中心距离为
    A. ≥24mm　　B. ≥20mm　　C. ≥16mm　　D. ≥12mm　　E. ≥8mm

5. 一般情况下,用于细菌培养的标本保存时间不超过
    A. 24 小时　　B. 48 小时　　C. 72 小时　　D. 12 小时　　E. 2 小时

6. 一般情况下,血培养阴性结果需再培养至几天
    A. 2 天　　　B. 3 天　　　C. 4 天　　　D. 5 天　　　E. 7 天

7. 链球菌做抗菌药物敏感性试验时,要在 M-H 琼脂中加入的物质是
    A. 葡萄糖　　B. 蔗糖　　　C. 脱纤维羊血　　D. 氯化钠　　E. 琼脂

8. 应接种巧克力平板并在 CO_2 环境下培养的细菌是
    A. 葡萄球菌　　　　　　　　　B. 脑膜炎奈瑟菌　　　　　　C. 革兰阴性杆菌
    D. 酵母菌　　　　　　　　　　E. 肺炎链球菌

9. 在患者粪便标本中分离到一株革兰阴性杆菌,生化反应结果为:发酵蔗糖,氧化酶试验阳性,动力试验阳性,吲哚试验阳性,脲酶试验阴性。则该菌可能是
    A. 大肠埃希菌 O157:H7　　　B. 福氏志贺菌　　　　　　　C. 霍乱弧菌
    D. 副溶血性弧菌　　　　　　　E. 伤寒沙门菌

10. 鉴别肠道杆菌的试验中哪项选择是错误的
    A. 分离培养　　　　　　　　　B. 生化反应　　　　　　　　C. 血清鉴定
    D. 直接涂片染色镜检　　　　　E. 动力试验

11. 痰涂片抗酸染色镜检找到抗酸性杆菌,应选用下列哪种培养基培养
    A. TTC 沙氏培养基　　　　　　B. 米氏 7H10 培养基　　　　C. 血琼脂平板
    D. 巧克力平板　　　　　　　　E. SS 平板

(二) 多项选择题

1. 下面哪些细菌可以进入血液导致疾病
    A. 志贺菌　　　　　　　　　　B. 伤寒沙门菌　　　　　　　C. 鼠疫耶尔森菌
    D. 布鲁杆菌　　　　　　　　　E. 金黄色葡萄球菌

2. 血液增菌培养液中出现下列哪些现象提示有细菌生长
    A. 均匀混浊　　　　　　　　　B. 表面有菌膜
    C. 上面澄清,下面有沉淀　　　D. 全自动血液培养仪报警
    E. 出现胶冻状凝固现象

3. 临床送检作微生物学检验的尿液标本,下列哪些是正确的
    A. 无菌器皿盛装　　　　　　　B. 尿中加少许防腐剂
    C. 最好为晨起第一次尿　　　　D. 留取中段尿不少于1ml

E. 采集方法多为中段尿采集法

4. 疑为泌尿系感染的患者,尿液标本细菌学检验的方法有

A. 分离培养   B. 涂片染色镜检   C. 生物化学试验

D. 血清学试验   E. 尿液细菌计数

5. 沙门菌、志贺菌的选择性增菌培养基能抑制或暂时性抑制的细菌是

A. 革兰阳性球菌   B. 伤寒沙门菌   C.大肠埃希菌

D. 变形杆菌   E. 痢疾志贺菌

6. 下述有关粪便标本的采集,正确的有

A. 粪便标本的采集应尽量在病程早期和治疗前

B. 应采集新排出的粪便

C. 标本采集后若不能及时送检,应将标本置于塑料盒中保存送检

D. 重复多次采样送检,可以提高病原菌的检出率

E. 勿粪尿相混,否则也会影响阳性检出率

7. 疑为下述哪些病原体感染的痰液标本,宜选用血平板做细菌培养

A. 葡萄球菌   B. β-溶血性链球菌   C. 肺炎链球菌

D. 白念珠菌   E. 结核分枝杆菌

(三)案例分析

1. 患者李某,女,37岁,发热(38℃以上)3天入院,伴尿痛、尿急,临床初步判断为泌尿系统感染。临床医生申请进行尿液标本细菌培养。请问如何正确采集标本?如何进行微生物学检验?

2. 患者赵某,女,16岁,某日餐后6小时出现发热(达39℃),伴头痛、恶心、腹痛、腹泻。粪便始呈稀泥糊状,后为黏液脓血便,量不多,每日排便十次至数十次不等。你认为最有可能是何种细菌感染?如何进行细菌学鉴定?

实验十二 细菌检验微型化、自动化与质量保证

一、细菌微型化检测

【实验目的】

1. 掌握 细菌数字编码鉴定技术操作和结果判断。

2. 熟悉 细菌数字编码鉴定技术的原理。

3. 应用 规范细菌数字编码鉴定系统的操作,保证检验质量。

【实验内容】

数字编码鉴定技术鉴定铜绿假单胞菌。

【必备知识】

数字编码鉴定技术的基本原理 将待鉴定细菌生化反应结果转换成数学模式,得到待鉴定细菌的生化结果编码,经查阅编码检索本或计算机分析系统,得到待鉴定菌的名称。

【实验方法】

(一)准备

1. 菌种 铜绿假单胞菌。

2. 培养基 8.5g/L NaCl溶液,AuX培养基。

3. 试剂 API 20NE 试剂条,氧化酶试剂,硝酸盐还原试剂I和II,锌粉,革兰染液,液状石蜡等。

4. 其他 麦氏比浊管,无菌吸管,编码本或计算机分析系统等。

（二）步骤

1. 初步鉴定 此步骤为对被检菌的初步鉴定，以选择合适的鉴定试剂条。选取平板上已分离出的单个菌落，涂片、革兰染色镜检。铜绿假单胞菌为革兰阴性杆菌，氧化酶试验阳性。

2. 制备细菌悬液 挑取平板上的单个菌落混悬于 2ml 无菌 8.5g/L NaCl 溶液中，与比浊管比较，调整菌液浓度达到 0.5 麦氏比浊度。

3. 接种试剂条 无菌吸管吸取菌悬液加入 API 20NE 试剂条从 NO_3 到 PNPG 试验孔中；另吸取 200μl 菌液加入 AuX 培养基中，混匀后加入试剂条从 GLU 到 PAC 孔中。接种体积按试验孔的标记而定：若试验孔名称下无任何标记，则加入菌悬液至"半满"，即充满小管而不注杯内；若试验孔名称下画有方框，则加菌液至"平满"；若试验孔名称下画有横线，表示加菌液半满后加液状石蜡。

4. 培养与结果观察 将试剂条置 35～37℃孵育 18～24 小时观察结果。观察方法有 4 种：自发反应用肉眼观察颜色变化；有些试验需添加附加试剂后方可出现颜色变化；有些试验需在紫外线灯下观察荧光；同化反应以有无细菌生长判断结果（表 12-1）。观察后判断"+"或"－"，并记录在报告单上。

表 12-1 API 20NE 反应判定表

编号	试验名称	底物	反应/酶	结果	
				阴性	阳性
1	NO_3	硝酸钾	还原成亚硝酸	加 NIT_1+NIT_2/5min	
				无色	红色
			还原成 N_2	加锌粉/5min	
				红色	无色
2	TRP	色氨酸	吲哚产生	加 JAMES 试剂/立即	
				无色或浅绿黄色	红色
3	GLU	葡萄糖	产酸	蓝绿色	黄色
4	ADH	精氨酸	水解	黄色	橘黄/粉红/红色
5	URE	尿素	尿素酶	黄色	橘黄/粉红/红色
6	ESC	七叶树苷	水解（β-葡萄糖苷酶）	黄色	灰色/棕色/黑色
7	GEL	明胶	水解（蛋白酶）	不扩散	黑色扩散
8	PNPG	PNPG	β-半乳糖苷酶	无色	黄色
9	GLU	葡萄糖	同化	透明	混浊
10	ARA	阿拉伯糖	同化	透明	混浊
11	MNE	甘露糖	同化	透明	混浊
12	MAN	甘露醇	同化	透明	混浊
13	NAG	N-乙酰葡糖胺	同化	透明	混浊
14	MAL	麦芽糖	同化	透明	混浊
15	GNT	葡糖盐酸	同化	透明	混浊
16	CAP	癸酸	同化	透明	混浊
17	ADI	己二酸盐	同化	透明	混浊
18	MLT	苹果酸盐	同化	透明	混浊
19	CIT	枸橼酸盐	同化	透明	混浊
20	PAC	苯乙酸	同化	透明	混浊
21	OX	四甲基-P-酚二胺	细胞色素氧化酶	无色	紫色

(三) 注意事项

1. 不同试剂条要求不同的细菌悬液浓度，按照要求调整细菌悬液浓度。

2. 菌液接种于试验孔中，必须避免气泡产生。

【实验结果】

　　将生化反应项目进行分组，一般以3项为一组，将每组各项反应结果的分数相加，可得出一组数码，经查阅编码检索表可得出待检菌的鉴定结果。例如：按表12-2中的试验结果，可得到数码为1354575，查阅编码检索表（表12-3）与之对应的细菌条目，最后得到鉴定结果为铜绿假单胞菌。此外，也可将结果按要求输入计算机，经计算机软件分析得出鉴定结果。

表12-2　API 20 NE 反应板结果记录

试验名称	NO₃	TRP	GLU	ADH	URE	ESC	GEL	PNPG	GLU	ARA	MNE	MAN
反应指数	1	2	4	1	2	4	1	2	4	1	2	4
结果	+	−	−	+	+	−	−	−	+	−	−	+
分数	1	0	0	1	2	0	0	0	4	0	0	4
阳性反应总数	1		3			5			4			

试验名称	NAG	MAL	GNT	CAP	ADI	MLT	CIT	PAC	OX
反应指数	1	2	4	1	2	4	1	2	4
结果	+	−	+	+	+	+	−	−	+
分数	1	0	4	1	2	4	0	0	4
阳性反应总数	5		7			5			

表12-3　API 20 NE 编码检索表举例（适用于非发酵菌）

编码	菌名	评价	关键试验
1254575	铜绿假单胞菌	最佳的鉴定 %id=99.9 T=0.80	（ADH 80%） （URE 20%）
1354555	铜绿假单胞菌	最佳的鉴定 %id=99.9 T=0.82	（URE 20%） （ADIa 75%）
1354575	铜绿假单胞菌	最佳的鉴定 %id=99.9 T=0.90	（URE 20%）
1410114	腐败假单胞菌	最佳的鉴定 %id=99.9 T=0.84	（MLTa 90%）
1410154	腐败假单胞菌	最佳的鉴定 %id=99.9 T=1.00	

注：%id：鉴定百分率；T：模式频率T值

二、常见细菌的自动化分析

【实验目的】

1. 掌握　微生物自动化分析的原理。

2. 熟悉　微生物自动化分析的操作和结果判读。

3. 应用 规范微生物检验自动化仪器的操作,保证检验质量。

【实验内容】

1. 细菌悬液的制备。

2. 微生物检验自动化仪器的操作。

3. 细菌鉴定结果和药敏结果的判读。

【必备知识】

1. 微生物检验的自动化分析系统 主要分为两大类:一类是自动血培养和分析系统;另一类是自动微生物鉴定及药敏分析系统。

2. 微生物检验自动化分析系统的应用 自动血培养和分析系统用于检测血液等标本中有无微生物的存在;自动微生物鉴定及药敏分析系统用于对标本中分离的细菌加以鉴定,并进行药敏试验。

【实验方法】

(一) 准备

1. 菌种 大肠埃希菌。

2. 设备和材料 自动化微生物鉴定和药敏分析系统;革兰阴性菌鉴定卡;革兰阴性菌药敏卡;移液器;比浊仪等。

(二) 步骤

1. 初步鉴定 取平板上已分离出的单个菌落,涂片、革兰染色镜检。若为革兰阴性杆菌,则进行氧化酶试验。大肠埃希菌为革兰阴性杆菌、氧化酶试验阴性。

2. 菌悬液配制 将上述单个菌落根据自动化微生物鉴定和药敏分析系统需要,配制一定麦氏比浊度菌悬液。

3. 鉴定卡选择 根据细菌的初步鉴定结果,选择相应的鉴定卡,并将卡片在室温放置15~20分钟。

4. 信息录入 将鉴定卡和药敏卡信息及标本信息输入自动化分析系统。

5. 接种与培养 将菌悬液填充到卡片,然后装载到自动化分析系统。

6. 结果观察 仪器每隔一定时间自动阅读所有测试卡,最终将确认无误的结果传至中文计算机。

(三) 注意事项

1. 应保证菌液纯度,必要时应重新分纯鉴定。

2. 细菌悬液浓度要准确配制。

3. 如出现专家评语,应对药敏结果进行适当修改,并确认最终结果。

4. 按照生物安全要求妥善处理完成检测的卡片。

5. 细菌鉴定时,应根据待检菌的初步鉴定结果,选择不同类型的鉴定试剂条或鉴定卡。

【实验结果】

1. 记录实验步骤和检测结果 自动化系统名称_____;细菌初步鉴定结果_____;鉴定卡名称_____;药敏卡名称_____。

2. 鉴定结果报告 鉴定细菌名称_____;鉴定细菌的药敏结果见表12-4。

表12-4 鉴定细菌的药敏结果

药物名称	检测值	结果报告

三、微生物检验质量控制

【实验目的】

1. 掌握 微生物检验质量控制的环节和要求。
2. 熟悉 微生物检验质量控制各环节的主要观测点。
3. 应用 建立检验工作质量控制意识,提高检验结果的准确性、稳定性。

【实验内容】

参与或模拟临床微生物检验质量控制活动。

【必备知识】

1. 微生物检验质量控制的范围、有关规定和要求。
2. 实验室生物安全有关概念及要求。
3. 微生物检验的常规工作程序及要求。
4. 微生物检验质量控制的主要环节(表12-5)。

表12-5 微生物检验质量控制各环节的主要观测点

检验前质量控制	(1) 检验申请	患者姓名、出生日期、病房、住院号、床号、年龄、性别
		标本来源,检验项目,临床表现、所用抗菌药物,标本采集时间、实验室收到标本时间
	(2) 标本采集与运送	患者的准备,标本的采集,标本保存与运送,标本验收和登记
检验中质量控制	(1) 人员	定期培训工作人员,评估、记录工作人员进行微生物实验的能力
	(2) 试剂	标记名称、浓度、储存条件、配制日期、失效期、生物危害性
		新批号或同一批号不同货次试剂的质量保证方法:直接分析质控物质
		新旧批号/货次试剂的质量保证方法:平行试验或常规质控
		日常质控:不经常使用的试剂每次使用前;经常使用的染色液、药敏纸片等可每周检查1次;每天用前(氧化酶试剂、触酶试剂)
	(3) 培养基	外观良好(表面平滑、水分适宜、无污染、适当的颜色和厚度,试管培养基湿度适宜)
		标识明确:生产日期(批号)、保质期、配方(适用时)、质量控制、贮存条件等
		自制培养基,每批号产品应进行无菌试验和性能验证,如生长试验或与旧批号产品平行试验,生长抑制试验(适用时)、生化反应(适用时)等
		购买培养基,检查并记录每个批号和(或)每次购买产品的破损、污染状况,以及外观、冷冻或受热等信息。若生产者遵循一定的质量保证标准,实验室可免除质量控制,但需保存生产者所遵循的质量保证标准,以及每批号产品完成无菌试验、质量控制性能合格证明等文件;若生产者不能提供所遵循的质量保证标准,实验室应进行质量控制
	(4) 设备	制定操作程序,定期维护、保养、监测并记录
		新设备或经搬运、维修后的设备应进行评估及功能验证
		温度依赖性设备(孵育箱、水浴箱、冰箱等),必须定时监测温度,温度计量程适宜并经检定
		移液器、微量滴定管或自动分配器应核查并记录其在使用区间内的准确性和重复性
		定期监测特殊设备性能,如CO_2孵育箱内的CO_2浓度;厌氧系统(如:厌氧缸、罐或袋)的厌氧条件;定期检测生物安全柜内气流、过滤器(必要时);监测压力灭菌器灭菌效果等
	(5) 检验过程	实验方法的确认;制定标准化操作程序;生物参考区间;测量准确性;内部质量控制体系(室内质量控制体系);标本质量评估

续表

检验后质量控制	(1)检验结果评审与报告	发送结果前,评估室内质控结果在可接受范围内,最好再对检验结果进行系统性评审,评价其与已获得的患者相关临床信息的符合性
		结果达到危急值时,立即通知临床医生或相关人员。危急值报告记录包括日期、时间、报告者、报告接受者及检测结果。应记录危急值未及时通知相关人员的事件及原因
		检验结果报告应清晰易懂,信息(实验室和患者)完整,表述正确
		报告有错误时,应进行更改,记录改动日期、时间及责任人。经改动后,原内容应清晰可辨。已用于临床决策的检验结果的修改,应与原报告一同保存,并清楚标明其被修改
	(2)标本处置	感染性废弃物最好在实验室内消毒或去污染
		感染性废弃物如在处理前运送,应置坚硬、防渗漏容器,并适当标记

【实验方法】

活动设计一:调查某医院微生物实验室质量控制管理体系,写出调查报告。

活动设计二:参与一项微生物检验质量控制活动,写出活动记录。

活动设计三:对本校微生物实验室常规工作进行调研,写出质量管理建设或整改方案(思路)。

活动设计四:对微生物检验质量控制体系的某一环节(如培养基、设备使用、检验过程等)进行检查(模拟或实地考查),写出检查报告(存在的问题及整改措施)。

【实验结果】

(一)记录

时间 _____ 地点 _____

质检活动名称 _____

(二)汇报活动要点

（福　泉）

【练习题】

(一)单项选择题

1. API 20NE 试剂条鉴定铜绿假单胞菌时配制的菌悬液浓度为

　　A. 0.5 麦氏比浊度　　　　　　　B. 1 麦氏比浊度　　　　　　　C. 2 麦氏比浊度

　　D. 3 麦氏比浊度　　　　　　　　E. 4 麦氏比浊度

2. API 20NE 试剂条鉴定铜绿假单胞菌,试剂条 35~37℃孵育 18~24 小时后观察吲哚产生反应时,添加附加试剂为

　　A. NIT_1　　　　　B. NIT_2　　　　　C. JAMES　　　　　D. 锌粉　　　　　E. VP 试剂

(二)多项选择题

1. 微生物检验的自动化分析系统主要分为哪两大类

　　A. 自动血培养和分析系统　　　　　B. 自动微生物鉴定及药敏分析系统

　　C. 自动染色系统　　　　　　　　　D. 自动化标本接种系统

　　E. 自动化抗菌药敏系统

2. 属于检验前质量控制范畴的是

　　A. 患者的准备　　　　　　　　B. 标本的采集　　　　　　　　C. 标本保存与运送

D. 标本验收和登记　　　　　E. 检验申请

（三）案例分析

某医院检验科微生物实验室培养基均为自己配制。近期因天气转凉，患者数量增加，血平板告急，实验室赶制一批血平板后即投入使用。但使用新配制血平板的第二天发现，所接的临床标本血平板上均有革兰阳性杆菌生长。

（1）血平板上生长的革兰阳性杆菌你认为是致病菌还是污染菌，为什么？

（2）该实验室在培养基使用中是否违背微生物检验质量控制的要求，为什么？

（3）培养基质量控制属于检验前、中、后质量保证环节中的哪一个环节？

（4）请简述培养基质量控制的主要内容。

实验十三　微生物检验技能水平测试

【实验目的】

1. 考核学习者对微生物学检验基本技术的掌握情况。

2. 考核学习者进行临床标本细菌学检验的能力。

3. 考察学习者分析问题、解决问题的能力。

【考核内容及评分指标】

一、微生物检验基本技术操作能力测评

项目	评分项	评价标准	评定分值	综合得分
（一）革兰染色技术（50分）	1. 涂片	① 规范使用酒精灯	1	
		② 取适量生理盐水	1	
		③ 规范使用接种环	1	
		④ 取菌量合适	1	
		⑤ 标本涂布均匀，菌膜大小、厚薄适宜	2	
	2. 干燥	① 菌膜完全干燥	1	
		② 未出现菌膜过热或烤焦	1	
	3. 固定	标本片过火速度适宜	2	
	4. 染色	① 染色步骤正确	8	
		② 染液完全覆盖菌膜	2	
		③ 染液量适中	1	
		④ 染色时间把握得当	2	
		⑤ 冲洗方法规范	1	
		⑥ 染色片水分完全吸干或晾干	1	
	5. 镜检	① 正确使用物镜对光、调焦、找视野	2	
		② 熟练使用油镜观察染色片	5	
		③ 正确维护油镜	3	
	6. 结果	结果正确、报告规范	5	
	7. 职业素养	① 着装、仪表符合生物安全要求	1	
		② 无菌操作规范	5	
		③ 规范整理、清洁操作台，手部消毒等符合要求	2	
		④ 操作流畅、不延时	2	

99

续表

项目	评分项	评价标准	评定分值	综合得分
（二）平板（分区）划线与培养（50分）	1. 准备	① 规范使用酒精灯	1	
		② 正确选择接种工具	2	
	2. 取细菌标本	① 接种工具握持方法正确	3	
		② 接种工具灭菌方法正确	3	
		③ 取菌量合适	3	
	3. 接种	① 握持及打开平板方法正确，与酒精灯距离合适	3	
		② 划线方法正确、动作流畅	5	
		③ 划线线条数量适宜、疏密适中，有明显分区	5	
	4. 培养	① 培养条件选择正确	3	
		② 平板放置方式正确	2	
	5. 结果	① 分离出单个菌落（>10个）	3	
		② 无污染菌落	3	
		③ 未划破琼脂	1	
		④ 正确描述菌落性状	3	
	6. 职业素养	① 着装、仪表符合生物安全要求	1	
		② 无菌操作规范	5	
		③ 规范整理、清洁操作台，手部消毒等符合要求	2	
		④ 操作流畅	2	

二、细菌的生物学特征辨认能力测评

项目	评分项	评价标准	评定分值	综合得分
（一）细菌形态学特征辨认（30分）	1. 细菌形态与排列辨认	① 正确辨认并描述出细菌的基本形态	5	
		② 正确辨认并描述出细菌的排列方式	5	
	2. 细菌染色性判断	① 正确辨认并描述细菌的革兰染色性	5	
		② 正确辨认并描述细菌抗酸染色结果	5	
	3. 细菌特殊结构辨认	① 正确辨认细菌特殊结构的种类	5	
		② 正确指认细菌特殊结构的位置、数量等	5	
（二）细菌菌落特征辨认（30分）	1. 血平板上菌落特征观察	正确描述细菌菌落性状	15	
	2. 选择性平板上菌落特征观察	① 正确描述细菌在常用选择性平板（如SS、EMB、MAC平板）上的菌落颜色	5	
		② 正确判断分解与不分解乳糖的菌落	5	
		③ 正确判断产 H_2S 的菌落	5	
（三）细菌动力的辨认（10分）	半固体中细菌动力的观察	① 正确观察并描述穿刺线的特征	2	
		② 正确判断细菌有无动力	5	
		③ 正确报告细菌动力结果	3	
（四）细菌生化反应（30分）	1. IMViC 试验结果判定	① 正确进行生化试剂的添加	10	
		② 正确判断试验结果	5	
	2. KIA 试验结果判定	① 正确观察并判断试验结果	5	
		② 正确报告试验结果	10	

三、微生物检验岗位综合能力测评

项目	评分项	评价标准	评定分值	综合得分
（一）实验准备（12分）	1. 实验着装、仪表	个人着装、仪表符合生物安全要求	2	
	2. 检验方案	检验方案拟订合理、详细	5	
	3. 实验材料	实验试剂、器材等材料准备齐全，摆放整齐、得当	5	
（二）临床标本的细菌学检验（70分）	1. 标本接种	① 标本处理正确	2	
		② 培养基的种类选择正确	5	
		③ 规范进行接种操作	3	
	2. 细菌培养及结果	① 培养条件与方法选择正确	2	
		② 培养后有单个菌落	3	
		③ 正确判断污染菌落并确定可疑菌落	5	
	3. 细菌鉴定	① 对可疑菌落作革兰染色镜检，操作规范、结果判断正确	5	
		② 根据分离培养和染色结果，正确选择生化反应、血清学试验等进行鉴定	5	
		③ 生化反应、血清学试验操作规范、结果判断正确	5	
	4. 药敏试验（K-B法）	① 正确制备试验菌液，菌液浊度合适	2	
		② 接种工具、培养基选择正确	1	
		③ K-B法接种方法正确、动作熟练	2	
		④ 药敏纸片贴放规范、距离符合要求	5	
		⑤ 培养条件、时间选择正确	2	
		⑥ 抑菌环规整，测量准确	3	
		⑦ 正确查表、判断药敏试验结果	5	
	5. 实验结果	① 结合鉴定试验，综合分析并正确报告鉴定结果（细菌种类）	10	
		② 规范报告细菌药敏试验结果	5	
（三）综合素养（18分）	1. 实验态度	① 操作认真、仔细	5	
		② 态度严谨、实事求是报告结果	3	
	2. 实验操作	① 各环节均严格执行无菌操作	2	
		② 各项操作规范、熟练、流畅	2	
		③ 实验结果记录完整、规范、准确	1	
	3. 实验结束整理工作	① 规范整理、清洁操作台，手部消毒等符合要求	2	
		② 按实验室生物安全要求规范处理污染物品	3	

（段巧玲）

实验一 临床微生物检验基本要求

（一）单项选择题
1. D　　2. D　　3. A　　4. B　　5. A
（二）多项选择题
1. AB　　　　2. ABCDE

实验二 微生物镜检技术

（一）单项选择题
1. C　　2. B　　3. A　　4. B　　5. C　　6. A　　7. B

实验三 细菌接种与培养技术

（一）单项选择题
1. A　　2. A　　3. E　　4. A
（二）多项选择题
1. AD　　　　2. ADE　　　　3. ABCDE

实验四 细菌鉴定技术

（一）单项选择题
1. D　　2. C　　3. B　　4. E　　5. B　　6. A　　7. E　　8. D　　9. B　　10. D
11. B　　12. C　　13. B　　14. D　　15. A
（二）多项选择题
1. ABE　　2. ABC　　3. ABDE　　4. ABCDE　5. ABCDE　6. ACDE　　7. AB
8. ACDE

实验五 抗菌药物敏感试验与耐药性检测

（一）单项选择题
1. B　　2. C　　3. C　　4. B　　5. B
（二）多项选择题
1. ABCDE　　2. ABD　　　3. ABCDE　　4. ABCD

实验六　微生物控制技术

(一) 单项选择题

1. C　　2. E　　3. C　　4. A　　5. B

(二) 多项选择题

1.ABCDE　　2. ACDE

实验七　常见细菌检验

(一) 单项选择题

1. A　　2.C　　3. C　　4. B　　5. B　　6. E　　7. E　　8. C　　9. A

10. C　　11. C　　12. A　　13. C　　14. B　　15. D

(二) 多项选择题

1. ABCD　　2. ABD　　3. ABC　　4. BD　　5. DE　　6. CE　　7. BCDE

8. ABCD　　9. ACDE　　10. AB　　11. ABD　　12. BC　　13. ABCDE

实验八　医院感染监测

(一) 单项选择题

1. A　　2. E　　3. B

(二) 多项选择题

1. ABCD　　2. ACD　　3. ABCD

实验九　常见真菌检验

(一) 单项选择题

1. D　　2. D　　3. B　　4. B　　5. A

(二) 多项选择题

1. ABCD　　2. ABCD　　3. ABC　　4. BCDE

实验十　病毒学检测

(一) 单项选择题

1. E　　2. B　　3. A　　4. B　　5. D

(二) 多项选择题

1. BCDE　　2. ABCE　　3. ABCE　　4. ABCD　　5. ABCDE

实验十一　临床标本常见细菌的检验

(一) 单项选择题

1. B　　2. A　　3. B　　4. A　　5. A　　6. E　　7. C　　8. B　　9. D　　10. D

11. B

（二）多项选择题

1. BCDE   2. ABCDE   3. ACDE   4. ABCDE   5. ACD   6. ABDE   7. ABC

实验十二　细菌检验微型化、自动化与质量保证

（一）单项选择题

1. A   2. C

（二）多项选择题

1. AB   2. ABCD

附录一　微生物学检验常用染色液配制及用途

1. 革兰(Gram)染色液

【配制】

（1）结晶紫溶液：将 2g 结晶紫溶解于 20ml 95% 乙醇中，与 0.8g 草酸铵混合加蒸馏水 80ml，静置 24 小时过滤备用。

（2）碘液：2g 碘化钾溶于少量水中，再将 1g 碘溶于其中，全溶后再加蒸馏水至 300ml。

（3）脱色液：95% 乙醇溶液。

（4）沙黄复染液：将 2.5g 沙黄溶于 100ml 95% 乙醇中制成贮存液，取 10ml 于 90ml 蒸馏水中混匀，即成应用液。

【用途】

用于革兰染色。革兰阳性菌染成紫色，革兰阴性菌染成红色。

2. 萋-尼(Ziehl-Neelsen)抗酸染色液

【配制】

（1）苯酚复红液

A 液：碱性复红 3g，95% 乙醇 100ml。

B 液：苯酚 5.0g，蒸馏水 100ml。

配制方法：碱性复红在研钵中研磨后逐渐加入 95% 乙醇，继续研磨至溶解配成 A 液。苯酚溶于水配成 B 液。A 液 10ml、B 液 90ml 混合。

（2）3% 盐酸乙醇液：浓盐酸 3ml，95% 乙醇 97ml 混合。

（3）亚甲蓝液（吕氏亚甲蓝液）：亚甲蓝 2g 溶于 100ml 95% 乙醇中制成亚甲蓝乙醇饱和溶液，取 30ml，加 10% 氢氧化钾 0.1ml、蒸馏水 100ml。

【用途】

用于抗酸染色。分枝杆菌呈红色，背景为蓝色。

3. 墨汁负染色液

【配制】

5% 黑色素水溶液或印度墨汁。

【用途】

多用于隐球菌荚膜检查。背景呈黑色，菌体无色，荚膜为包绕在菌体周围的透明空圈。

4. 芽胞染色液

【配制】

（1）苯酚复红液：配方见抗酸染色液。

（2）脱色液：95% 乙醇。

（3）吕氏亚甲蓝液：配方见抗酸染色液。

【用途】

用于细菌芽胞染色。芽胞呈红色，菌体呈蓝色。

5. 荚膜染色液

【配制】

（1）黑色素水溶液：5g 黑色素在 100ml 蒸馏水中煮沸 5 分钟，加 0.5ml 40% 甲醛作防腐剂。

（2）黑斯（Hiss）荚膜染色液：结晶紫染液（结晶紫饱和乙醇液 5ml 与 95ml 蒸馏水混合）、200g/L 硫酸铜溶液。

【用途】

用于细菌荚膜染色。菌体及背景呈紫色，荚膜呈淡紫或无色包绕在菌体周围。

6. 鞭毛染色液（改良 Ryu 鞭毛染色法染色液）

【配制】

A 液：5% 苯酚 10ml，鞣酸 2g，饱和硫酸铝钾液 10ml。

B 液：结晶紫乙醇饱和液。

应用液：A 液 10 份，B 液 1 份，混合室温存放。

【用途】

用于细菌鞭毛染色。菌体和鞭毛均被染成红紫色。

7. 异染颗粒染色液（改良 Albert 染色法染色液）

【配制】

A 液：甲苯胺蓝 0.15g，孔雀绿 0.2g，95% 乙醇 2ml，冰醋酸 1ml，蒸馏水 100ml。甲苯胺蓝和孔雀绿置于研钵中加乙醇研磨溶解，加蒸馏水和冰醋酸混合后贮入瓶中，静置 24 小时后过滤备用。

B 液：碘 2g，碘化钾 3g，蒸馏水 300ml。将碘和碘化钾溶入少量蒸馏水充分振摇，完全溶解后加蒸馏水至 300ml。

【用途】

用于细菌异染颗粒染色。菌体呈绿色，异染颗粒呈蓝黑色。

8. 镀银染色液

【配制】

（1）吐温 -80 储备液：吐温 -80 10ml、95% 乙醇 100ml。

（2）固定液：吐温 -80 储备液 2ml、浓甲酸 5ml、95% 乙醇 10ml。

（3）染色液：硝酸银 5g、蒸馏水 10ml。

（4）显影液：对苯二酚 200mg、吡啶 2.5ml 置饱和松香液 1ml（松香 100g、无水乙醇 100ml）中溶解；将无水亚硫酸钠 50mg 置 40ml 蒸馏水中溶解，可略加热。将两种溶液混合成乳状液即可使用。

【用途】

常用于螺旋体染色。背景为淡黄色，钩端螺旋体呈黑褐色。

9. 乳酸酚棉蓝染色液

【配制】

将苯酚 20ml、乳酸 20ml、甘油 40ml、蒸馏水 20ml 混合，加热溶解再加棉蓝 50mg，混匀过滤备用。

【用途】

用于真菌染色，菌丝呈蓝色。

10. 黏蛋白卡红（MCS）染色液

【配制】

（1）铁苏木紫液：①甲液：铁苏木紫 1.0g、95% 乙醇 100ml；②乙液：28% 氧化铁 4ml、蒸馏水 95ml、浓盐酸 1ml。用时等量混合。

（2）黏蛋白卡红稀释液：卡红 1.0g、氧化铝 0.5g、蒸馏水 2ml 混合成黑糊状，再用 100ml 95% 乙醇稀释，放置 24 小时过滤，用蒸馏水按 1∶4 稀释后备用。

（3）皂黄液：皂黄 0.25g、蒸馏水 100ml、冰醋酸 0.25ml。

（4）二甲苯。

（5）无水乙醇、95% 乙醇。

【用途】

用于真菌染色。隐球菌细胞壁和膜染成红色,孢子丝菌细胞壁也染成红色,细胞核黑色,背景黄色。

11. 嗜银染色（GMS）液

【配制】

（1）甲液：5% 硼砂 2ml、蒸馏水 25ml。

（2）乙液：5% 硝酸银 1ml、3% 环六亚甲基四胺 20ml。甲、乙两液混合即可应用,也可置于冰箱备用。

（3）其他：二甲苯、无水乙醇、95% 乙醇、5% 铬酸、1% 亚硫酸钠、0.1% 氯化金溶液、2% 硫代硫酸钠溶液、0.1% 亮绿。

【用途】

用于真菌染色,呈黑色。

12. 真菌荧光染色液

【配制】

（1）0.1% 吖啶橙 1ml。

（2）20%KOH 9ml。

吖啶橙缓慢滴入 KOH 溶液,随用随配。

【用途】

用于真菌染色。深部真菌呈不同的荧光反应:白假丝酵母菌呈黄绿色,新型隐球菌呈红色,组织胞浆菌呈红色,曲霉菌呈绿色。

13. 结核分枝杆菌荧光染色液

【配制】

（1）0.1% 金胺染液:金胺 0.1g 加入 5% 苯酚液 100ml 中混匀。

（2）1:1000 高锰酸钾液。

（3）亚甲蓝液。

（4）3% 盐酸乙醇。

【用途】

用于结核分枝菌染色,菌体发出明亮的黄绿色荧光。也可用于麻风分枝杆菌、淋病奈瑟菌及某些螺旋体的检查。

14. 布鲁菌柯兹罗夫斯基染色液

【配制】

（1）甲液:0.5% 沙黄溶液。

（2）乙液:0.5% 孔雀绿（或煌绿）溶液。

【用途】

用于布鲁菌染色,菌体呈红色,其他菌及细胞呈绿色。

（王　瑾）

附录二　微生物学检验常用培养基配制及用途

1. 肉膏汤培养基

成分:牛肉膏 3g、蛋白胨 10g、蒸馏水 1000ml、氯化钠 5g。

制法:各成分混匀加热溶解,pH 调至 7.4 后分装,121.3℃高压蒸汽灭菌 15 分钟。

用途：一般细菌培养或作为基础培养基。

2. 肝浸液及肝浸液琼脂

成分：牛肝或猪肝 500g、蛋白胨 10g、蒸馏水 1000ml、氯化钠 5g。

制法：牛肝或猪肝洗净绞碎，加 500ml 水流通蒸汽灭菌 30 分钟，取出调匀再蒸 90 分钟，过滤。滤液加蛋白胨、氯化钠及水共至 1000ml 后加热溶解，pH 调至 7.0 再蒸 30 分钟，取上清液过滤、分装，高压（68.45kPa）灭菌 15 分钟备用。

用途：布鲁菌等苛养菌的培养。

3. 营养琼脂培养基

成分：牛肉膏 3g，蛋白胨 10g，氯化钠 5g，蒸馏水 1000ml，琼脂 20~25g。

制法：将除琼脂外的其他成分溶于蒸馏水中，pH 调至 7.2，加琼脂溶化后分装于烧瓶内，121℃高压正确灭菌 15 分钟备用。

用途：倾注平板或制成斜面用于一般细菌培养（用于菌落计数琼脂量为 1.5%；制成平板或斜面则为 2%）。也可作为鉴别培养基（如 SS）的基础成分。

4. 半固体培养基

成分：蛋白胨 10g，牛肉膏 5g，琼脂 2~5g，蒸馏水 1000ml。

制法：溶化后 pH 调至 7.4 分装试管中，121℃灭菌 15 分钟取出，待凝固后使用。

用途：用于细菌的动力观察、厌氧菌分离、菌种鉴定及保存菌种等，也可作为糖发酵培养基的基础成分。

5. 血液琼脂培养基

成分：脱纤维兔血（或羊血）8~10ml，营养琼脂 100ml。

制法：营养琼脂加热溶化后冷至 50℃，加入脱纤维兔血或羊血，混匀后倾注平板或分装于灭菌试管中制成斜面。

用途：分离和保存不易在普通培养基上生长的细菌。

6. 巧克力琼脂培养基

成分：脱纤维兔血（或羊血）8～10ml，肉汤琼脂 100ml。

制法：灭菌琼脂培养基溶化后冷至 80～90℃，加入无菌脱纤维兔血（或羊血）摇匀，90℃水浴 15 分钟，变成巧克力色后取出倾注平皿或制成试管斜面。

用途：分离脑膜炎奈瑟菌、流感嗜血杆菌等。

7. 吕氏血清斜面培养基

成分：无菌血清（兔或牛血清）3 份，1%葡萄糖肉汤（pH 7.6）1 份。

制法：将 3 份无菌血清以无菌操作方式加入 1 份无菌葡萄糖肉汤中混匀后，分装无菌试管内，每管 3～5ml；试管倾斜置于血清凝固器内，80～85℃灭菌 1 小时，再置室温或 35℃温箱孵育 18～20 小时。如此反复 3 次备用。

用途：白喉棒状杆菌分离培养及鉴定，也用于观察细菌色素，观察细菌液化及凝固蛋白质的能力。

8. 糖、醇类基础培养基

成分：蛋白胨水培养基 1000ml，1.6%溴甲酚紫乙醇溶液 1～2ml（指示剂）。20% 葡萄糖、乳糖、蔗糖等糖溶液各 10ml。

制法：将含指示剂的蛋白胨水培养基 pH 调至 7.6 后分装试管中，每管内放一倒置玻璃管使之充满培养液；将蛋白胨水 121℃灭菌 20 分钟；20% 的各种糖溶液 112℃灭菌 30 分钟。每管以无菌操作方式按每 10ml 培养基中加 0.5ml 20% 糖液的比例，分别加入无菌糖溶液。

用途：单糖发酵试验。

9. 蛋白胨水培养基

成分：胰蛋白胨 10g 或蛋白胨 20g，氯化钠 5g，蒸馏水 1000ml。

制法：混匀后调 pH 至 7.4 后分装试管中，高压灭菌 15 分钟（68.45kPa）备用。

用途：靛基质试验。

10. 葡萄糖蛋白胨水培养基

成分：蛋白胨 5g、磷酸氢二钾 5g、葡萄糖 5g、蒸馏水 1000ml。

制法：混匀后加热溶解调 pH 至 7.2，分装试管高压灭菌 20 分钟（68.45kPa）备用。

用途：甲基红试验和 V-P 试验。

11. 西蒙枸橼酸盐琼脂

成分：NaCl 5g，硫酸镁 0.2g，磷酸氢二钾（K_2HPO_4）1g，磷酸二氢铵 1g，枸橼酸钠 5g，琼脂 20g，蒸馏水 1000ml，1% 溴麝香草酚蓝乙醇溶液 10ml。

制法：除溴麝香草酚蓝乙醇溶液外，各成分加热溶解调 pH 至 6.8 后过滤，加 1% 溴麝香草酚蓝乙醇溶液混匀，每管约 2ml 分装试管。121℃高压灭菌 15 分钟后制成斜面备用。

用途：枸橼酸盐利用试验。

12. 硝酸盐（亚硝酸盐）培养基

成分：硝酸钾（亚硝酸盐）0.5g，酵母膏 3g，水解酪蛋白 10g，蒸馏水 1000ml。

制法：混匀调 pH 至 7.4，每管约 5ml 分装试管，121℃高压灭菌 15 分钟备用。

用途：硝酸盐还原试验。

13. 尿素培养基

成分：蛋白胨 1g，葡萄糖 1g，KH_2PO_4 2g，NaCl 5g，0.4% 酚红 2ml，琼脂 20g，50% 尿素 20ml。

制法：除尿素、琼脂、酚红各成分混于水中加热溶解调 pH 至 7.2，加琼脂及酚红溶化，每瓶 49ml 分装烧瓶中，121℃高压灭菌 15 分钟，冷却至 50℃，加无菌尿素溶液 1ml，混匀分装灭菌试管内制成斜面备用。

用途：尿酶试验。

14. 葡萄糖氧化发酵培养基（O/F）

成分：蛋白胨 2g，氯化钠 5g，K_2HPO_4 0.2g，葡萄糖 10g，琼脂 2g，蒸馏水 1000ml，1% 溴麝香草酚蓝水溶液 3ml（指示剂）。

制法：除溴麝香草酚蓝的各成分溶于水调 pH 至 7.0，加入指示剂分装试管，高压灭菌 20 分钟（68.45kPa）备用。

用途：肠杆菌科和非发酵菌的鉴定。

15. 动力-靛基质-脲酶（MIU）培养基

成分：胰蛋白胨 10g，NaCl 5g、K_2HPO_4 2g，葡萄糖 1g、琼脂 3g、0.4% 酚红溶液 2ml（指示剂）、20% 尿素溶液 100ml、蒸馏水 1000ml。

制法：除指示剂、尿素各成分混于水中，加热溶解调 pH 至 7.0，加酚红指示剂，121℃高压灭菌 15 分钟，冷却至 50℃，无菌操作加 20% 无菌尿素溶液 100ml，混匀每管约 3ml 分装无菌试管。

用途：检验细菌动力、色氨酸酶、尿素酶，鉴别肠道杆菌。

16. 克氏双糖铁（KIA）琼脂

成分：乳糖 10g、葡萄糖 1g、牛肉膏 3g、蛋白胨 10g、氯化钠 3g、硫代硫酸钠 0.2g、硫酸亚铁 0.2g、琼脂 16g、0.4% 酚红 6ml、蒸馏水 1000ml。

制法：除酚红、乳糖及葡萄糖各成分混于水中加热溶解，调 pH 至 7.4，加糖和酚红混匀，过滤，每管约 3ml 分装试管，高压灭菌（68.45kPa）15 分钟，制成斜面备用。

用途：鉴别肠杆菌科细菌用。

17. 七叶苷培养基

成分：胰蛋白胨 1.5g、胆汁 2.5ml、七叶苷 0.1g、枸橼酸铁 0.2g、琼脂 2g、蒸馏水 100ml。

制法：混合加热溶解调 pH 至 7.0 过滤，每管约 1ml 分装。高压灭菌（68.45kPa）20 分钟，趁热制成斜面凝固备用。

用途：鉴别肠球菌。

18. 脱氧核糖核酸酶（DNase）试验琼脂

成分：DNA 2g、胰酶消化酪素 15g、胃蛋白酶消化大豆汤 5g、氯化钠 5g、琼脂 15g、蒸馏水 1000ml。

制法：将除 DNA 外各成分混合溶解，pH 调至 7.4，高压灭菌（103.43kPa）15 分钟，冷至 50℃加入 DNA，混匀倾注平板备用。

用途：DNA 酶试验。

19. ONPG 培养基

成分：0.01mol/L 磷酸钠缓冲液（pH 7.5）10ml、邻硝基酚 -β-D- 半乳糖苷（ONPG）60mg、1% 蛋白胨水（pH 7.5）30ml。

制法：将 ONPG 溶于缓冲液加蛋白胨水过滤除菌，分装于 10mm×75mm 试管，每管 0.5ml。

用途：迟缓发酵乳糖细菌的快速鉴定。

20. 氨基酸脱羧酶培养基

成分：蛋白胨 0.5g、氨基酸 1g、牛肉膏 0.5g、葡萄糖 0.05g、吡多醛 0.05g\0.2% 溴甲酚紫 0.5ml、0.2% 甲酚红 0.25ml、蒸馏水 1000ml。

制法：将蛋白胨、牛肉膏、葡萄糖、吡多醛溶解调 pH 至 6.0。加氨基酸、溴甲酚紫及甲酚红混匀。分装于含一薄层无菌液状石蜡的试管中，高压灭菌（68.45～103.43kPa）15 分钟备用。

用途：氨基酸脱羧酶试验。

21. 苯丙氨酸脱氨酶培养基

成分：L- 苯丙氨酸 1g 或 DL- 苯丙氨酸 2g，磷酸氢二钠 1g，氯化钠 5g，酵母浸膏 3g，琼脂 12g，蒸馏水 1000ml。

制法：混合加热溶解分装试管，高压灭菌（68.45kPa）15 分钟，制成斜面备用。

用途：苯丙氨酸脱氨酶试验。

22. 紫牛乳培养基

成分：新鲜牛乳、1.6% 溴甲酚紫乙醇液。

制法：将牛乳置于三角烧瓶中，流通蒸汽灭菌 30 分钟，冷却后置 4℃冰箱 2 小时，吸出牛乳注入另一烧瓶中，弃上层乳脂，每 1000ml 牛乳加 1.6% 溴甲酚紫 1ml，混匀分装试管，高压灭菌（55.16kPa）10 分钟备用。

用途：观察细菌对牛乳中乳糖的分解情况。

23. 卵黄琼脂

成分：肉浸液 1000ml、蛋白胨 15g、氯化钠 5g、50% 无菌葡萄糖水溶液、50% 无菌卵黄盐水溶液、琼脂 25~30g。

制法：将蛋白胨、氯化钠、琼脂加入肉浸液溶化分装，每瓶 100ml。121℃高压灭菌 15 分钟冷至 55℃，每瓶加 50% 葡萄糖水溶液 2ml 和 50% 卵黄盐水悬液 15ml，混匀倾注平板。

用途：厌氧梭状芽胞菌的分离培养和卵磷脂酶试验。

24. 高盐卵黄琼脂

成分：卵黄悬液 150ml（一个卵黄混悬于 150ml 无菌盐水中）、10% 氯化钠肉浸液琼脂（pH 7.4）600ml。

制法：将已灭菌的 10% 氯化钠肉浸液琼脂加热溶化冷至 55℃左右，加卵黄悬液，混匀倾注平板凝固备用。

用途：分离金黄色葡萄球菌。

25. 卵黄双抗琼脂（EPV）

成分：50% 卵黄生理盐水悬液 100ml、多黏菌素 B 4.2mg 或 2.5 万 U、万古霉素 3.3mg、氯化钠 5g、蛋白胨 10g、牛肉膏 3g、玉米淀粉 1.67g、琼脂 20g、蒸馏水 1000ml。

制法：将蛋白胨、氯化钠、牛肉膏溶解后调 pH 至 7.6，加入玉米粉及琼脂，121℃高压灭菌 20 分钟。冷至 50℃，加入卵黄生理盐水悬液和多黏菌素 B 及万古霉素，摇匀倾注平板备用。

用途：鼻咽分泌物标本分离脑膜炎奈瑟菌。

26. 中国蓝琼脂

成分：无菌肉膏汤琼脂（pH 7.4）1000ml、乳糖 1g、1% 无菌中国蓝水溶液 1ml、1% 玫瑰红酸乙醇溶液 1ml。

制法：将 1g 乳糖置已灭菌的肉膏汤琼脂瓶内，加热溶化。冷至 50℃加入中国蓝、玫瑰红酸溶液，混匀立即倾注平板备用。

用途：分离肠道致病菌。

27. 麦康凯琼脂

成分：蛋白胨 17g，猪胆盐（或牛、羊胆盐）5g，际胨 3g，氯化钠 5g，乳糖 10g，琼脂 17g，蒸馏水 1000ml，0.01% 结晶紫水溶液 10ml，0.5% 中性红水溶液 5ml。

制法：将各成分混合调 pH 至 7.2。高压灭菌（68.45kPa）15 分钟，冷至 60℃，倾注平板备用。

用途：分离肠道杆菌。

28. 伊红亚甲蓝琼脂培养基

成分：乳糖 10g，蛋白胨 10g，磷酸氢二钾 2g，琼脂 15g，2% 无菌伊红 -Y 水溶液 20ml，0.5% 无菌亚甲蓝水溶液 20ml，蒸馏水 1000ml。

制法：将蛋白胨、磷酸氢二钾、乳糖和琼脂溶于蒸馏水中调 pH 至 7.2，分装于烧瓶内，高压灭菌（68.45kPa）15 分钟，冷至 60℃，加入已灭菌的伊红及亚甲蓝溶液，摇匀倾注平板备用。

用途：分离肠道杆菌。

29. SS 琼脂

成分：SS 琼脂配方较多，效果基本一致，下列 4 种为常用配方（附表 2-1）。

附表 2-1　SS 琼脂常用配方

成分	配方	配方二	配方三	配方四
牛肉膏（g）		5	5	
牛心浸液（ml）				1000
肉膏液（ml）	850			
际胨（g）		5	5	7.5
乳糖（g）	10	10	10	15
胆盐（g）	150（ml）	10	8.5	10
硫代硫酸钠（g）	11	12	8.5	5
枸橼酸钠（g）	11	12	8.5	15
枸橼酸铁（g）		0.5	1	
枸橼酸铁铵（g）	4			1
磷酸氢二钠（g）				5
琼脂（g）	20	25	13.5	18
煌绿（mg）	1.0	0.33	0.33	0.33
中性红（mg）	70	22.5	25	37
蒸馏水（ml）		1000	1000	

制法：将牛肉膏、际胨及琼脂溶于水加热溶解，加入除中性红、煌绿外其他成分，加热溶解后调 pH 至 7.2 过滤，补足失去水分再煮沸 10 分钟，加入煌绿及中性红，混匀倾注平板凝固备用。

用途：粪便标本分离培养沙门菌属和志贺菌属。

30．亚碲酸钾血琼脂培养基

成分：肉浸液琼脂（pH 7.4）100ml、0.5%胱氨酸水溶液 2ml、1%亚碲酸钾水溶液 2ml、脱纤维羊血或兔血 5～10ml。

制法：加热溶化已灭菌肉浸液琼脂，冷至 50℃加入已灭菌亚碲酸钾溶液、胱氨酸溶液及无菌脱纤维羊血，混匀，倾注平板凝固备用。

用途：分离白喉棒状杆菌。

31．碱性蛋白胨水

成分：蛋白胨 10g、氯化钠 5g、蒸馏水 1000ml。

制法：将蛋白胨与氯化钠溶于蒸馏水中煮沸待冷。调 pH 至 8.4，过滤，分装试管，121℃高压灭菌 15 分钟备用。

用途：粪便、肛拭增菌及培养霍乱弧菌。

32．碱性琼脂平板

成分：氯化钠 5g、蛋白胨 10g、牛肉膏 3g、琼脂 25g、蒸馏水 1000ml。

制法：将各成分混合加热溶解调 pH 至 8.6，用绒布过滤，121℃高压灭菌 15 分钟，冷至 50℃倾注平板凝固冷藏备用。

用途：分离霍乱弧菌。

33．碱性胆盐琼脂平板（TCBS）

成分：牛胆盐 8g、蛋白胨 10g、枸橼酸铁 10g、枸橼酸钠 10g、硫代硫酸钠 10g、蔗糖 20g、酵母膏粉 5g、溴麝香草酚蓝 0.04g、麝香草酚蓝 0.04g、琼脂 14g、蒸馏水 1000ml。

制法：除指示剂及琼脂外各成分溶于水加热溶解，调 pH 至 8.6，加指示剂及琼脂煮沸溶解，冷至 50℃倾注平板凝固冷藏备用。

用途：分离培养霍乱弧菌及副溶血性弧菌。

34．M-H 琼脂

成分：牛肉浸液 600ml、可溶性淀粉 1.5g，酪蛋白水解物 17.5g、蒸馏水 400ml，琼脂 17.5g。

制法：各成分加入蒸馏水中调 pH 至 7.2，三角烧瓶中分装，121℃高压灭菌 15 分钟，冷至 50℃，倾注平板，琼脂厚度 4mm，凝固备用。

用途：抗菌药物敏感试验。

35．L 型细菌培养基

成分：蛋白胨 20g、氯化钠 50g、牛肉浸液 800ml、血浆（灭活人血浆）200ml、琼脂 8g。

制法：除血浆外各成分加热溶解于牛肉浸液中，调 pH 至 7.4，分装三角烧瓶中每瓶 80ml，121℃高压灭菌 20 分钟，冷至 56℃加入血浆 20ml迅速混匀，倾注平板备用。

用途：L 型细菌的分离培养。

36．庖肉培养基

成分：牛肉渣 0.5g、肉汤（或肉膏汤，pH 7.4）5ml。

制法：取去脂肪、去筋膜的新鲜牛肉 500g 剁碎，置 1000ml 蒸馏水中，弱火煮 1 小时，用纱布过滤；牛肉汤 5ml 置试管中，将牛肉渣 0.5g 加入肉汤中，每管液面上加入厚约 5mm 已溶化的凡士林，121℃高压灭菌 15 分钟备用。

用途：分离培养厌氧菌。

37．GAM 培养基

成分：胨胨 10、大豆胨 3g、消化血清粉 13.5g、酵母浸出粉 5g、牛肉膏 2.2g、氯化钠 3g、葡萄糖 3g、半胱氨酸 0.3g、硫乙醇酸钠 0.3g、磷酸二氢钾 2.5g、可溶性淀粉 5g、5mg/ml 氯化血红素 1ml、1% 维生素 K_1 0.1ml、蒸馏水 1000ml。

制法:将上述成分加热溶解调 pH 至 7.3,高压灭菌 121℃15 分钟备用。加琼脂 2g 或 15g 即为半固体或固体培养基。

用途:厌氧基础培养基。

38. 布氏肉汤

成分:动物组织蛋白酶消化物 10g、胰蛋白胨 10g、酵母浸出物 2g、亚硫酸钠 0.1g、氯化钠 5g、葡萄糖 1g、5mg/ml 氯化血红素 1ml、1% 维生素 K_1 0.1ml、蒸馏水 1000ml。

制法:将各成分混合加热溶解,调 pH 至 7.0,分装后高压灭菌备用。如加 1.5%～2% 的琼脂、1% 维生素 K_1 调整为 10μg/ml 即为布氏琼脂,再加入 5%～10% 脱纤维羊血即为布氏血琼脂。

用途:培养难分离或生长缓慢的厌氧菌,也用于厌氧菌药敏试验。

39. 葡萄糖肉汤

成分:葡萄糖 3g、枸橼酸钠 3g、磷酸氢二钾 2g、24.7% 硫酸镁 20ml、0.5% 对氨基苯甲酸 5ml、酵母浸膏 3g、牛肉汤 1000ml。

制法:上述除葡萄糖及硫酸镁外所有成分混合加热溶解,pH 调至 7.6 再煮沸 5 分钟,用滤纸过滤分装于 100ml 三角烧瓶,每瓶 50ml,包扎瓶口高压灭菌(68.45kPa)20 分钟。将硫酸镁配成 24.7% 水溶液,葡萄糖配成 10% 水溶液,分别高压灭菌(55.16kPa)15 分钟。每 50ml 无菌肉汤中加硫酸镁水溶液 1ml,无菌葡萄糖 1.5ml 混匀,35℃培养 2 天,无细菌生长后存冰箱内备用。

用途:血液标本增菌用培养基。

40. 四硫磺酸钠煌绿(TTB)增菌液

成分:多胨或胨 1g,$Na_2S_2O_3$ 30g,$CaCO_3$ 10g,蒸馏水 1000ml。

制法:将各成分加热溶解,每瓶装 100ml,振荡使 $CaCO_3$ 混匀。121℃灭菌 15 分钟,每 100ml 培养基加碘溶液 2ml、0.1% 煌绿 1ml,分装试管。

用途:用于沙门菌增菌培养。

41. GN 增菌液

成分:胰蛋白胨 20g、葡萄糖 1g、枸橼酸钠 5g、甘露醇 2g、去氧胆酸钠 0.5g、磷酸二氢钾 1.5g、磷酸氢二钾 4g、氯化钠 5g、蒸馏水 1000ml。

制法:各成分溶解,pH 调至 7.0。过滤分装,高压灭菌(68.45kPa)15 分钟。

用途:志贺菌及沙门菌增菌。

42. Elek 琼脂

成分:胨 20g、麦芽糖 3g、乳糖 0.7g、氯化钠 5g、40% 氢氧化钠溶液 1.5ml、琼脂 15g、蒸馏水 1000ml。

制法:用 500ml 蒸馏水溶解除琼脂外的上述各成分并煮沸过滤,pH 调至 7.8。用 500ml 蒸馏水加热溶解琼脂。将两液混合,121℃高压灭菌 15 分钟,冷至 50℃,倾注平板凝固备用。

用途:白喉外毒素的检测。

43. 鲍 - 金(Bordet-Gengou)琼脂

成分:马铃薯 250mg、氯化钠 9g、胨胨 2g、甘油 20ml、脱纤维羊血或兔血、青霉素溶液、琼脂 50g、蒸馏水 2000ml。

制法:将去皮切碎的马铃薯、氯化钠加蒸馏水 500ml 混合煮沸至马铃薯熟烂,补足失水过滤即得马铃薯浸出液;琼脂加入 1500ml 蒸馏水中加热溶化,加入马铃薯浸出液、甘油和胨胨,溶解后调 pH 至 7.0,分装(每瓶 100ml)。121℃高压灭菌 20 分钟,待冷至 50℃,以无菌操作加入无菌脱纤维血液(每 100ml 培养基入 25ml)和青霉素溶液(每 100ml 培养基加入 25U),混匀倾注平板,凝固冷藏备用。

用途:分离百日咳鲍特菌。

44. cBAP-thio 培养基(改良 Campy-BAP 弯曲菌选择培养基)

成分:胰蛋白胨 10g、琼脂粉 15g、蛋白胨 10g、葡萄糖 1g、氯化钠 5g、万古霉素 10mg、先锋霉素

115mg、多黏菌素 B 2500U、重亚硫酸钠 0.1g、两性霉素 B 2mg、硫乙醇酸钠 1.5g、脱纤维羊血 50ml、酵母浸出汁 5g、蒸馏水 1000ml。

制法：除抗生素及脱纤维羊血外，各成分混合溶解 pH 调至 7.4，灭菌（68.45kPa）20 分钟，冷却至 50℃，加入 4 种抗生素及脱纤维羊血，倾注平板或制成斜面。

用途：用于分离培养空肠 / 结肠弯曲菌。

45. 罗氏培养基

成分：磷酸二氢钾 2.4g、枸橼酸镁 0.6g、硫酸镁（$MgSO_4 \cdot 7H_2O$）0.24g、天门冬素 3.6g、甘油 12ml、马铃薯粉 30g、新鲜鸡蛋液 1000ml（约 30 个）、2% 孔雀绿水溶液 20ml、蒸馏水 600ml。

制法：加热溶解磷酸二氢钾、枸橼酸镁、硫酸镁、天门冬素及甘油于蒸馏水中；将马铃薯加入搅成糊状，加热半小时；将鸡蛋洗净用 75% 乙醇浸泡 30 分钟，用无菌纱布擦干，无菌操作划破卵壳，将卵液一并收集摇散混匀后，置于上述已冷至 65℃ 的溶液中；加入 2% 无菌孔雀绿水溶液 200ml，摇匀后用双层无菌纱布过滤后装于无菌试管中，斜置血清凝固器内间歇灭菌，备用。

用途：培养结核分枝杆菌。

46. Hayflick 培养基

成分：牛心消化液（或浸出液）1000ml、蛋白胨 10g、氯化钠 5g、琼脂 14g、无菌小牛血清 20ml、青霉素 G（20 万 U/ml）0.5ml、25% 酵母浸出液 10ml、20% 灭菌葡萄糖溶液 5ml、1% 醋酸铊 2.5ml。

制法：将牛心消化液、蛋白胨、氯化钠、琼脂混合溶解调 pH 至 7.8，分装于烧瓶每瓶 70ml，121℃高压灭菌 15 分钟。冷至 80℃，加入无菌小牛血清 20ml、青霉素 G（20 万 U/ml）0.5ml、20% 灭菌葡萄糖溶液 5ml、25% 酵母浸出液 10ml、1% 醋酸铊 2.5ml，混匀后倾注平板。若培养基内不加琼脂，葡萄糖 1% 并加 0.1% 酚红水溶液 2ml 即为液体培养基。

用途：分离培养支原体。

47. 柯索夫（Korthof）培养基

成分：蛋白胨 0.4g、氯化钠 0.7g、氯化钙 0.02g、氯化钾 0.02g、碳酸氢钠 0.01g、磷酸氢二钠 0.48g、磷酸二氢钾 0.09g、蒸馏水 500ml。

制法：各成分混合于 100℃ 加热 20 分钟，冷后用滤纸过滤，调 pH 至 7.2。分装烧瓶中 121℃ 高压灭菌 15 分钟，待冷后加入 8% 新鲜无菌兔血清溶液混匀，分装无菌试管中在 56℃ 水浴 1 小时。

用途：培养钩端螺旋体。

48. 沙氏（Sabouraud）琼脂

成分：蛋白胨 10g、葡萄糖 40g、氯霉素 0.1g、琼脂 15g、蒸馏水 1000ml。

制法：各成分加入蒸馏水中搅拌并加热煮沸至完全溶解，调 pH 至 6.0，高压灭菌（68.45kPa）15 分钟，冷却至 50℃，倾注平板凝固备用。

用途：真菌的分离培养。

49. 改良沙氏琼脂

成分：蛋白胨 10g、琼脂 20g、葡萄糖 40g、蒸馏水 1000ml。

制法：将蛋白胨、葡萄糖、琼脂放于烧瓶内加蒸馏水 1000ml 煮沸，琼脂溶解后调 pH 至 6.0，高压灭菌（68.45kPa）15 分钟，倾注平板凝固备用。如不加琼脂即为沙保液体培养基。

用途：真菌的分离培养。

50. TTC 沙保培养基

成分：1% TTC（氯化三苯四氮唑）溶液 5ml、葡萄糖 40g、蛋白胨 10g、氯霉素 50mg、琼脂 15g、蒸馏水 1000ml。

制法：除 TTC、氯霉素外，各成分混合溶解高压灭菌（68.45kPa）15 分钟，加氯霉素和 1%TTC 水溶液充分混匀。分装试管并趁热制成斜面或倾注平板。

用途：临床标本中酵母及酵母样真菌的分离。

51. 玉米粉吐温 -80 琼脂

成分：玉米粉 40g、琼脂 20g、吐温 -80 10ml、蒸馏水 1000ml。

制法：将玉米粉加入蒸馏水中 65℃加热 1 小时过滤，补足水量，加入吐温 -80 和琼脂 121℃灭菌 15 分钟，分装无菌试管或无菌平板中备用。

用途：观察白假丝酵母菌的假菌丝及厚膜孢子。

52. 皮肤癣菌鉴别琼脂（DTM）

成分：葡萄糖 10g、蛋白胨 10g、金霉素 0.1g、琼脂 20g、0.8mol/L HCl 6ml、放线菌酮 0.5g（溶于 2ml 丙酮中）、0.02% 酚红水溶液 6ml、硫酸庆大霉素 0.1g（溶于 2ml 水中）、蒸馏水 1000ml。

制法：将除抗生素外各成分混合，高压灭菌（68.45kPa）10 分钟，再加抗生素后分装备用。

用途：分离皮肤癣菌。

（王　瑾）

附录三　常用的菌种保存方法

一、菌种保存方法

菌种保存是运用各种适宜的方法保持微生物原有的生物学性状和生命活力。在保存过程中，为防止菌种的变异、延长保存时间，必须使微生物的代谢处于相对静止状态，低温、干燥和隔绝空气是抑制微生物新陈代谢的重要因素。菌种保存方法虽多，但都是根据这三个因素而设计的。下面介绍一些常用的菌种保存方法。

（一）传代培养保存法

包括斜面培养、穿刺培养、疱肉培养基培养等（后者用于保存厌氧性细菌）。将菌种接种于适宜的培养基中，培养后于 4℃冰箱内保存，并间隔一定时间做传代培养。

1. 斜面保存法

（1）操作步骤：将菌种接种在适宜的固体斜面培养基上，培养 18～24 小时，置 2～8℃的冰箱中保存。保存时间依微生物的种类而有不同，霉菌、放线菌及有芽胞的细菌每 2～4 个月移种一次。酵母菌 2 个月转种一次，细菌最好每个月移种一次。

（2）应用范围及优缺点：此法为实验室常用的菌种保存法，优点是操作简单，使用方便，不需特殊设备，能随时检查所保存的菌株是否死亡、变异与污染杂菌等。缺点是容易变异，因为培养基的物理、化学特性不是严格恒定的，屡次传代会使微生物的代谢改变，从而影响微生物的性状，而且污染杂菌的机会亦较多。

2. 穿刺培养保存法

（1）操作步骤：将含 0.6%～0.8% 的琼脂培养基分装于试管中灭菌，直立冷凝后，用接种针挑取少量细菌，垂直刺入琼脂培养基中，在适宜温度下培养 18～24 小时后，置于低温保存。

（2）应用范围及优缺点：此法适用于一般细菌如肠道杆菌、葡萄球菌以及酵母菌等的保存，一般可保存 3～6 个月，大肠埃希菌可保存 2 年以上不发生明显变异。

根据保存菌种的不同，可选择适宜的培养基进行保存，见附表 3-1。

（二）液状石蜡保存法

该法是在斜面培养物和穿刺培养物表面覆盖无菌液状石蜡。液状石蜡一方面可防止因培养基水分蒸发而引起菌种死亡；另一方面可阻止氧气进入，以减弱微生物的代谢作用，适当延长保存时间。该方法适用于不产孢子的菌种保存。

1. 操作步骤　将菌种接种至适宜的斜面培养基培养，待长出典型的菌落后，将无菌液状石蜡注入斜面上，其用量以高出斜面顶端 1cm 为宜；将试管直立，置低温（-4～4℃）或室温下保存。

附表 3-1　不同菌种保存的培养基及条件

菌种	培养基	保存时间	保存温度（℃）
肺炎克雷伯菌	琼脂斜面	1 个月，加石蜡 3 个月	4～8
变形杆菌	半固体	1 个月，加石蜡 6 个月	4～8
副溶血性弧菌	灭菌海水及 3% 氯化钠琼脂	1～2 个月，加石蜡 3～6 个月	4
葡萄球菌、链球菌、肺炎链球菌	血琼脂斜面及血清半固体斜面	1 个月，加石蜡 3 个月	4～8
脑膜炎奈瑟菌	巧克力或血琼脂斜面、血清半固体斜面	斜面 2～4 天，半固体 14 天	4
流感嗜血杆菌	巧克力培养基或血琼脂斜面	斜面 2～4 天，半固体 7～10 天	-20
百日咳鲍特菌	鲍 - 金培养基	6 个月	-20
白喉棒状杆菌	吕氏血清斜面	6 个月	-20
结核分枝杆菌	罗氏培养基	3 个月	4～8
肠杆菌科、非发酵菌和葡萄球菌	10% 胰大豆肉汤或 10%～15% 甘油	1 个月，加石蜡 3 个月 6 个月	4～8 -20
布氏杆菌	普通琼脂斜面、半固体培养基	2 个月	4
厌氧芽胞杆菌	庖肉培养基	1 个月，加石蜡可保存 3 个月	4
霍乱弧菌	碱性琼脂斜面或半固体培养基	2～3 个月	室温

2. 应用范围及优缺点　此法操作简单，不需特殊设备，不需经常移种，实用且效果好。如霉菌、放线菌、芽胞菌可保存 2 年以上，酵母菌可保存 1～2 年，一般无芽胞细菌也可保存 1 年左右，甚至用一般方法很难保存的脑膜炎奈瑟菌，用此方法在 37℃ 温箱内亦可保存 3 个月之久。缺点是不便携带。此外，从液状石蜡下面取培养物移种后，接种环在火焰上烧灼时，培养物容易与残留的液状石蜡一起飞溅，应特别注意。

（三）真空冷冻干燥保存法

先使微生物在极低温度（-70℃ 左右）下快速冷冻，然后在减压下利用升华现象除去水分（真空干燥），使微生物的生长和新陈代谢趋于停止，达到长期保存菌种的目的。

1. 操作步骤

（1）安瓿管准备：安瓿管材料以中性玻璃为宜。清洗干燥后，做好标记，加入脱脂棉塞，高压蒸汽灭菌 15～20 分钟，备用。

（2）保护剂的选择和准备：为了防止在冷冻和水分升华过程中对细胞的损害，要采用保护剂来制备细胞悬液。保护剂种类要根据微生物类别选择。一般情况下，多数菌种可以用脱脂乳为保护剂。将新鲜牛奶煮沸，去除表面油脂，再用脱脂棉过滤，3000r/min 离心 15 分钟，去除上层油脂；也可直接用脱脂奶粉配成 20% 乳液，高压灭菌备用。

（3）冻干样品的准备：经过适当培养后，取菌种培养物与保护剂混合均匀，使菌液浓度为 10^8～10^{10}CFU/ml，用较长的毛细滴管直接滴入安瓿管底部，注意不要溅污上部管壁，每管分装量 0.1～0.2ml。若是液体培养物，应离心去除培养基，然后将沉淀物与保护剂混匀，再分装于安瓿管中。

（4）预冻：一般预冻 2 小时以上，温度达到 -20～-35℃。

（5）冷冻干燥：将冷冻后的样品安瓿管置于冷冻干燥机的干燥箱内，开始冷冻干燥，时间一般为 8～20 小时。

（6）真空封口及真空检验：将安瓿管采用真空泵抽真空，在真空条件下将安瓿管颈部加热熔封。熔封后的干燥管可采用高频电火花真空测定仪测定真空度。

（7）贮存：安瓿管应低温避光保存。

2. 应用范围及优缺点 此法为应用最广泛的一种菌种保存方法，除丝状真菌的菌丝体外，对病毒、细菌、放线菌、酵母菌及丝状菌孢子等各类微生物都适用。冷冻干燥保存的菌种存活时间长（一般可保存数年至十余年），还具有体积小、不易污染、便于运输等优点，但设备和操作比较复杂。

（四）干燥保存法

微生物生长需要水分，干燥法是使菌细胞处于干燥条件下停止生长并处于休眠状态，达到较长期保存的目的。此法用于保存生存力较强或具有分生孢子的菌种。

1. 滤纸保存法

（1）操作步骤：将滤纸剪成 5mm×50mm 的小条，放入干燥的培养皿中灭菌 30 分钟。将培养好的菌种置于 1～2ml 灭菌脱脂乳或奶粉复原乳中，制成菌悬液。用灭菌镊子将灭菌滤纸条浸入菌悬液中，充分吸附菌液，取出后放入无菌小试管或安瓿管中，在真空干燥机上抽干，真空条件下火焰熔封，冷藏。

（2）应用范围及优缺点：细菌、酵母菌可保存 2 年左右，有些丝状真菌甚至可保存 14～17 年。此法较液氮、冷冻干燥法简便，不需要特殊设备。

2. 沙土管保存法

（1）操作步骤：①将河沙依次经 60 目和 80 目过筛，弃去大颗粒、杂质和细沙，用吸铁石吸去铁质，盐酸浸泡 24 小时，用水洗至中性，将沙子烘干或晒干；②另取地面下 40～60cm 非耕作层贫瘠且黏性较小的土，研碎，100 目过筛，水洗至中性，烘干；③将处理后的沙、土按质量比 2∶1 混合，混匀的沙土分装入安瓿管或小试管中，高度约 1cm，高压蒸汽灭菌 30 分钟；④取待保存的菌悬液或孢子悬液 0.2～0.5ml 均匀滴入沙土管中，放线菌和霉菌可直接挑取孢子拌入沙土管。将管中水分抽干后熔封管口，4～6℃或室温保存。每隔半年检查一次菌种活性及纯度。

（2）应用范围及优缺点：在沙土保存初期，菌种死亡率高，以后逐渐减慢，存活下来的孢子在以后保存期间稳定性较好。用沙土管可保存菌种 2～10 年。

（五）液氮超低温保存法

液氮超低温保存是将菌种保存在 -196℃ 的液态氮、或在 -150℃ 的氮气中长期保存的方法，其原理是利用微生物在 -130℃ 以下新陈代谢趋于停止而有效地保存微生物。

1. 操作步骤

（1）冻存管的准备：用圆底硼硅玻璃制品的安瓿管或螺旋口的塑料冻存管，将冻存管或安瓿管清洗干净，高压蒸汽灭菌 15～20 分钟，备用。

（2）保护剂的准备：根据微生物类别选择保护剂，一般采用 10%～20% 甘油。但有些菌种使用甘油效果不佳，可选用其他保护剂，如 5%～10%（V/V）二甲亚砜、20% 二甲亚砜加 1% 蛋白陈、吐温 -80 等。

（3）微生物保存物的准备：取待保存的菌种与适量保护剂混匀后，分装加入冻存管内。

（4）预冻：预冻时一般冷冻速度控制在每分钟下降 1℃ 为宜，使样品冻结到 -35℃。

（5）保存：将冻存管置于液氮罐中保存。一般气相中温度为 -150℃，液相中温度为 -196℃。

（6）复苏：从液氮罐中取出冻存管，应立即放置在 38～40℃ 水浴中快速复苏并适当摇动，直到内部结冰全部溶解为止，开启冻存管，将内容物接种至适宜的培养基上进行培养。

2. 应用范围及优缺点 该法适用于大多数微生物，如病毒、噬菌体、立克次体，各种细菌、放线菌、支原体，各种丝状菌、酵母、藻类和原虫，特别是一些无法用冻干保存的微生物，都可用此法长期保存。

二、菌种保存注意事项

1. 不可使用含有可发酵糖的培养基保存菌种。

2. 用最适宜培养基上的典型菌种进行保存，不能选用选择培养基或药敏试验培养基上的菌种作保存。

3. 保存的容器要密封、安全，防止培养基干涸。

4. 对温度敏感的菌种（如脑膜炎奈瑟菌和淋病奈瑟菌），不可将培养基内的菌种直接放冰箱内短期保存,但可以用快速冷冻法长期保存。

5. 做药敏试验所用的标准质控菌株取出后,不能连续使用 1 周以上,需定期传代,但传代次数一般不超过 6 次,要及时更换。

6. 为防止菌种的变异,要控制传代次数,及时发现和淘汰变异菌株。

(桂　芳)